Niklas Josef Wolfgang Huber

Tablettiereigenschaften von Kompaktaten aus MCC und seinen Mischungen

Niklas Josef Wolfgang Huber

Tablettiereigenschaften von Kompaktaten aus MCC und seinen Mischungen

Südwestdeutscher Verlag für Hochschulschriften

Impressum/Imprint (nur für Deutschland/only for Germany)
Bibliografische Information der Deutschen Nationalbibliothek: Die Deutsche Nationalbibliothek verzeichnet diese Publikation in der Deutschen Nationalbibliografie; detaillierte bibliografische Daten sind im Internet über http://dnb.d-nb.de abrufbar.
Alle in diesem Buch genannten Marken und Produktnamen unterliegen warenzeichen-, marken- oder patentrechtlichem Schutz bzw. sind Warenzeichen oder eingetragene Warenzeichen der jeweiligen Inhaber. Die Wiedergabe von Marken, Produktnamen, Gebrauchsnamen, Handelsnamen, Warenbezeichnungen u.s.w. in diesem Werk berechtigt auch ohne besondere Kennzeichnung nicht zu der Annahme, dass solche Namen im Sinne der Warenzeichen- und Markenschutzgesetzgebung als frei zu betrachten wären und daher von jedermann benutzt werden dürften.

Verlag: Südwestdeutscher Verlag für Hochschulschriften GmbH & Co. KG
Heinrich-Böcking-Str. 6-8, 66121 Saarbrücken, Deutschland
Telefon +49 681 37 20 271-1, Telefax +49 681 37 20 271-0
Email: info@svh-verlag.de

Zugl.: Bonn, Rehinische Friedrich-Wilhelms-Universität, Dissertation, 2011

Herstellung in Deutschland:
Schaltungsdienst Lange o.H.G., Berlin
Books on Demand GmbH, Norderstedt
Reha GmbH, Saarbrücken
Amazon Distribution GmbH, Leipzig
ISBN: 978-3-8381-1787-4

Imprint (only for USA, GB)
Bibliographic information published by the Deutsche Nationalbibliothek: The Deutsche Nationalbibliothek lists this publication in the Deutsche Nationalbibliografie; detailed bibliographic data are available in the Internet at http://dnb.d-nb.de.
Any brand names and product names mentioned in this book are subject to trademark, brand or patent protection and are trademarks or registered trademarks of their respective holders. The use of brand names, product names, common names, trade names, product descriptions etc. even without a particular marking in this works is in no way to be construed to mean that such names may be regarded as unrestricted in respect of trademark and brand protection legislation and could thus be used by anyone.

Publisher: Südwestdeutscher Verlag für Hochschulschriften GmbH & Co. KG
Heinrich-Böcking-Str. 6-8, 66121 Saarbrücken, Germany
Phone +49 681 37 20 271-1, Fax +49 681 37 20 271-0
Email: info@svh-verlag.de

Printed in the U.S.A.
Printed in the U.K. by (see last page)
ISBN: 978-3-8381-1787-4

Copyright © 2011 by the author and Südwestdeutscher Verlag für Hochschulschriften GmbH & Co. KG and licensors
All rights reserved. Saarbrücken 2011

Abstrakta / Kongressmitteilungen

N. Huber, R. F. Lammens, K.-J. Steffens
Dry granulation: Investigating the influence of compaction pressure on the recompactibility of powder blends
Part I: Microcrystalline Cellulose\Paracetamol mixtures
Poster Präsentation,
APV-Congress 2008, Barcelona

N. Huber, R. F. Lammens, K.-J. Steffens
Recompactibility of Microcrystalline Cellulose/Paracetamol Blends
Poster Präsentation,
DPhG-Jahrestagung 2008, Bonn

N. Huber, R. F. Lammens, K.-J. Steffens
Understanding Mercury Porosimetry measurements of dry granulated materials
Poster Präsentation,
APV-Congress 2010, Malta

N. Huber, R. F. Lammens, K.-J. Steffens
Comparison of porosity from granules and slugs made by dry granulation
Poster Präsentation
DPhG-Jahrestagung 2010, Braunschweig

Der Wissenschaft

Es ist nicht genug zu wissen, man muss auch anwenden.
Es ist nicht genug zu wollen, man muss auch tun.
(J. W. von Goethe)

Abkürzungsverzeichnis

%	Prozent
ρ	Dichte (g/cm3)
< >	Kleiner als bzw. größer als
°	Winkelgrad
µm	Einheit für die Länge: Mikrometer = 10^{-6} Meter
1P	Erstverpressung hier: Verpressung der Pulver
2P	Zweitverpressung hier: Verpressung der Granulate
A	Heckel-Konstante entspricht dem Y-Achsenabschnitt der Heckel-Geraden
Abb.	Abbildung
bar	Einheit für den Druck: 1 Bar entspricht 0,1 MPa
bzw.	beziehungsweise
cm^3	Kubikzentimeter : Volumenangabe
d.h.	das heißt
DC	Engl. Direct compressible = direkt tablettierbar
DCP	Di-Calciumphosphat
DIN	Deutsches Institut für Normung e.V.
ε	Porosität [%]
et al.	Latein: et alii = und andere
F	Kraft
g + kg	Einheit für die Masse: Gramm bzw. Kilogramm = 10^3 Gramm
Gl.	Gleichung
k	Heckel-Konstante entspricht der Steigung der Heckel-Geraden
Lot	Chargennummer
m/m	Masse in Masse [%]
MCC	Engl. Microcrystalline Cellulose = Mikrokristalline Cellulose
Min.	Einheit für die Zeit: Minute
mm	Einheit für die Länge: Millimeter = 10^{-3} Meter
MPa	Einheit für den Druck: entspricht 1N / Quadratmillimeter
N + kN	Einheit für die Kraft: Newton bzw. Kilonewton = 10^3 Newton
nm	Einheit für die Länge: Nanometer = 10^{-9} Meter

Py	Yield Pressure [MPa]
R^2 = CC	Regressionskoeffizient (engl. Correlation coefficient)
RD	Relative Dichte
REM	Rasterelektronenmikroskop
s	Einheit für die Zeit: Sekunde
s.	siehe
Tab.	Tabelle
TS	Tensile Strength
u.v.m.	und vieles mehr
USP	United States Pharmacopeia
usw.	und so weiter
x_{10}, x_{50}, x_{90}	Perzentile mit 10, 50 bzw. 90% der Gesamtpartikel

Besonderer Hinweis:

In dieser Arbeit erfolgt die Verwendung von warenrechtlich geschützten Handelsmarken, Firmen- und Gerätebezeichnungen ohne besondere Kennzeichnung

Inhaltsverzeichnis

1 EINLEITUNG & ZIELSETZUNG **1**

2 THEORETISCHE GRUNDLAGEN **3**

2.1 Walzenkompaktierung **3**
    2.1.1 Aufbau eines Walzenkompaktors 3
    2.1.2 Pulververdichtung im Walzenkompaktor 6

2.2 Substanzcharakterisierung **7**
    2.2.1 Festlegung von Begriffen der Pulverdichtung 7
        2.2.1.1 Kompressibilität 7
        2.2.1.2 Kompaktibilität 7
        2.2.1.3 Bindungsfähigkeit 8
    2.2.2 Porosität 9
        2.2.2.1 Porenarten 9
        2.2.2.2 Porositäts-Pressdruck Modelle 10
    2.2.3 Mechanische Festigkeit 12
        2.2.3.1 Radiale Bruchfestigkeit 12
    2.2.4 Deformationsverhalten pharmazeutischer Hilfsstoffe während der Komprimierung 15

2.3 Porositätsmessung **16**
    2.3.1 Quecksilberporosimetrie 17

3 MATERIAL & METHODEN **3**

3.1 Modellsubstanzen **19**
    3.1.1 Mikrokristalline Cellulose (MCC) 19
    3.1.2 Calciumphosphat Anhydrat 20
    3.1.3 Ammonium Methylacrylat Copolymer Typ B 22
    3.1.4 Maisstärke 23
    3.1.5 Gering substituierte Hydroxypropylcellulose (HPC) 23
    3.1.6 Magnesiumstearat 24

3.2 Methoden und Geräte **25**

3.2.1	Walzenkompaktierung & Wiederverpressung	25
3.2.2	Brikettierung & Tablettierung	25
3.2.2.1	Vorgehensweise	26
3.2.2.2	Zerkleinerung der Tabletten	26
3.2.2.3	Pulvermischungen	27
3.2.2.4	Pressdruckberechnung	27
3.2.3	Charakterisierung der Tabletten	29
3.2.3.1	Mechanische Festigkeit	29
3.2.3.2	Relative Dichte der Tabletten	29
3.2.3.3	Partikeldichte Dichte	30
3.2.4	Charakterisierung von Granulaten und Pulvern	32
3.2.4.1	Partikelgrößenanalyse	32
3.2.4.2	Deformationsverhalten beim Pressvorgang	33
3.2.4.3	Quecksilberporosimeter	35

4 ERGEBNISSE & DISKUSSION ... 37

4.1 Einfluss auf die Wiederverpressung von Avicel durch Zusatz eines Hilfsstoffes ... 37

4.1.1	Ausgangslage Avicel 105	37
4.1.2	Avicel 105 & Substanzen mit plastischem Deformationsverhalten	41
4.1.2.1	L-HPC 31	41
4.1.3	Avicel 105 & Substanzen mit elastischem Deformationsverhalten	44
4.1.3.1	Maisstärke	44
4.1.3.2	Eudragit RS PO	47
4.1.4	Avicel 105 & Substanzen mit sprödbrüchigem Deformationsverhalten	51
4.1.4.1	Di-Cafos PA	51
4.1.5	Fazit	53

4.2 Variation des Calciumphosphates ... 56

4.2.1	Mengenverhältnis MCC:DCP	57
4.2.1.1	Erstverpressung	57
4.2.1.2	Wiederverpressung	61
4.2.2	Di-Calciumphosphat Anhydrat Typen	64
4.2.2.1	Vergleich handelsüblicher Calciumphosphate	65
4.2.2.2	Vergleich verschiedener Siebfraktionen von Di-Cafos A	68

4.2.2.3 Gemahlenes Di-Cafos AN 72

4.2.3 Fazit 74

4.3 Einfluss der Korngrößenverteilung von Trockengranulaten 76

4.3.1 Einfluss der Granulatgröße auf das Tablettierverhalten von Avicel 105-Granulaten 78

4.3.2 Einfluss der Granulatgröße auf das Tablettierverhalten von Granulaten einer binären Mischung aus Avicel 105/Eudragit RS PO (70/30) 81

4.3.3 Einfluss der Granulatgröße auf das Tablettierverhalten von Granulaten einer binären Mischung aus Avicel 105/Di-Cafos PA (70/30) 82

4.3.4 Fazit 84

4.4 Porositäten von Tabletten und Granulaten 76

4.4.1 Quecksilberporosimetrie der verpressten Granulate 87

4.4.1.1 Avicel 105 87

4.4.1.2 Avicel 105 + Di-Cafos PA 90

4.4.2 Quecksilberporosimetrie der Ausgangsware 94

4.4.2.1 Messung der Granulatporosität mit dem Quecksilberporosimeter 95

4.4.2.2 Vergleich zwischen Quecksilberporositätswerten von Tabletten und Granulaten 101

4.4.2.3 Vergleich der Granulatporositäten von Avicel und seinen binären Mischungen 104

4.4.3 Fazit 105

4.5 Deformationsverhalten nach Heckel 107

4.5.1 Verdichtungsverhalten der Ausgangsware 110

4.5.2 Deformationsverhalten der Trockengranulate nach Heckel 115

4.5.2.1 Vergleich des Deformationsverhaltens nach Substanzen 115

4.5.2.2 Die Heckel-Konstante A 117

4.5.3 Fazit 121

5 ZUSAMMENFASSUNG 122

6 ANHANG 126

6.1 Geräte 126

6.2 Gemessene Pulverpartikeldichten 128

6.3 Partikelgrößenverteilung **129**

    6.3.1   Ausgangssubstanzen 129

    6.3.2   Histogramme Trockengranulate 132

        6.3.2.1   Avicel 105 132

        6.3.2.2   Avicel/Di-Cafos PA 70/30 (m/m) 133

        6.3.2.3   Avicel/Eudragit RS PO 70/30 (m/m) 134

7   LITERATURVERZEICHNIS **135**

1 Einleitung & Zielsetzung

In der heutigen Zeit sind Arzneimittel hauptsächlich in Tablettenform erhältlich. Tabletten, definiert als einzeldosierte, feste Arzneiform, sind auch unter dem Begriff der Compressi bzw. Komprimate seit langer Zeit in der Pharmazie bekannt [54]. Durch den pharmazeutisch technologischen Fortschritt sind sie, im Gegensatz zum Ende des 19. Jahrhundert, in der heutigen Zeit sehr einfach und kostengünstig herzustellen und haben sich dadurch immer mehr auf dem Arzneimittelmarkt durchgesetzt [9]. Dazu beigetragen hat auch ihre Stabilität gegenüber Umwelteinflüssen und ihre exakte Dosierungsmöglichkeit, welche sich in einer hohen Compliance beim Patienten widerspiegelt.

Der einfachste Weg zur Herstellung einer Tablette ist die Direkttablettierung (DC). Das setzt jedoch voraus, dass das Pulver gute Bindeeigenschaften hat, gleichmäßig die Matrize befüllt und sich je nach Bedarf an der richtigen Stelle im Organismus freisetzt [6]. Ein Wirkstoff alleine kann diese Anforderung in den seltensten Fällen erfüllen, daher werden dem Wirkstoff verschiedenste Hilfsstoffe zugesetzt. So kommt es das eine Tablette aus vielen verschieden Pulvern besteht die unterschiedliche Kristallformen und -größen besitzen. Nyström & Alderborn et. al haben sich in ihren „Studies on direct compression" mit der Direkttablettierung ausführlich beschäftigt und zeigen, dass die Mischgüte einer solchen Tablettiermischung unter Korngrößenunterschieden leidet [76]. Das kann zur Folge haben, dass nicht mehr gewährleistet werden kann, dass in jeder Tablette die genaue Wirkstoffmenge vorhanden ist. Aus diesem Grund ziehen die Arzneibücher immer engere Grenzen bei der Qualitätskontrolle des Endproduktes [1].

Zur Verminderung von möglichen Entmischungstendenzen und zur Verbesserung der Tablettiereigenschaften ist es daher notwendig, dass zu tablettierende Gut im Vorfeld zu granulieren. Dies hat zur Folge das die Partikelgrößen sich annähern, die spezifische Oberfläche sich verkleinert, das Schüttvolumen sich erhöht und somit die Dosiergenauigkeit verbessert wird [6].

Man unterscheidet grob zwei Verfahren zur Herstellung von Granulaten. Zum einen gibt es die Feuchtgranulierung, welche sich weltweit etabliert hat. Als Beispiel für die Feuchtgranulierung sei hier namentlich die Wirbelschichtgranulation aufgeführt. Diese ist in der Literatur ausführlich beschrieben [5, 12, 22, 23, 67, 100, 110] und wird in der pharmazeutischen Industrie sehr häufig eingesetzt.

Zum anderen gibt es die Trockengranulation, auch Kompaktierung genannt, welche sich aufgrund ihrer ökonomischen und umweltfreundlichen Verfahrensweise immer mehr durchsetzt [39, 59, 80]. Dazu gehört unter anderem, dass hier ohne Wasser gearbeitet wird. Das macht den Prozess kürzer, da keine Trocknungsphase benötigt wird, schützt den Wirkstoff vor Hydrolyse und vereinfacht das Scale Up des Verfahrens [111].

Bei der Walzenkompaktierung wirken mechanisch erzeugte Drücke auf das Pulverbett. Die Pulverpartikel bilden große Aggregate (Schülpen), die im späteren Prozessverlauf zum Granulat zerkleinert werden. Es handelt sich hierbei sowohl um eine Aufbau-, als auch um eine Abbaugranulation in einem Prozess. Durch die hohen Drücke werden zwischen den Pulverpartikeln, anders als bei der Feuchtgranulation, Feststoffbrücken gebildet. Das hat zur Folge, dass die Tabletten aus solchen Granulaten meistens eine geringere Festigkeit aufweisen im Vergleich mit dem ungranulierten Ausgangsmaterial [36, 69, 111]. Die Veränderung der Eigenschaften ist aber nicht nur druckabhängig, sondern auch abhängig von den Pulvereigenschaften im Bezug auf Verdichtungs- und Bindungsverhalten.

Diese vorliegende Arbeit beschäftigt sich thematisch ausschließlich mit der Walzenkompaktierung und der Veränderung der Granulateigenschaften von Mikrokristalliner Cellulose (MCC) durch Zusatz von weiteren Hilfsstoffen. Dabei soll untersucht werden, welche Effekte die Zumischung weiterer Hilfsstoffe hervorruft und ob dadurch allgemeine Aussagen über das Verhalten eines Granulates im Bezug auf die Wiederverpressung gemacht werden können.

2 Theoretische Grundlagen

2.1 Walzenkompaktierung

2.1.1 Aufbau eines Walzenkompaktors

Walzenkompaktoren werden von verschiedenen Herstellern auf dem freien Markt angeboten. Sie können jedoch alle in drei Funktionsbereiche unterteilt werden, welche sich je nach Hersteller in der räumlichen Anordnung und Ausstattung unterscheiden können [111].

Die Dosiereinheit (Abb. 2.1.1-1), welche das schlecht fließende Material konstant zu den Presswalzen fördert, besteht zu meist aus zwei Untereinheiten. Einer Stopf- und einer Dosierschnecke (Abb. 2.1.1-2). Ein Schneckensystem hat den Vorteil effektiv und nahezu ohne Entmischungstendenz zu arbeiten.

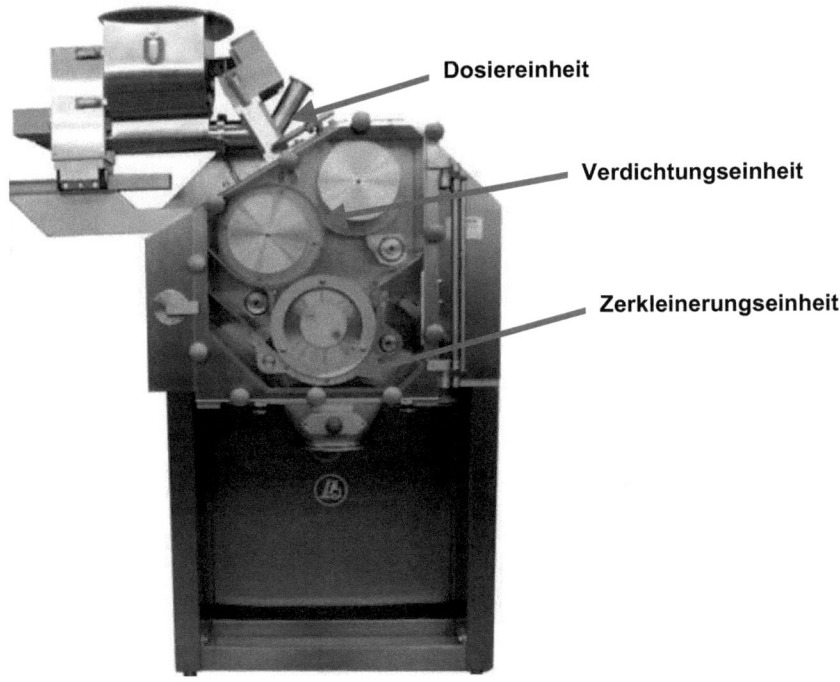

Abbildung 2.1.1-1 Aufbau eines Walzenkompaktors am Beispiel eines Macropactors der Firma Gerteis

Der Verdichtungsvorgang findet durch zwei gegenläufige Walzen statt (Abb. 2.1.1-2), die aufgrund von Reibungskräften das Pulver einziehen und auf eine vorgegebene Spaltbreite verdichten. Die hieraus entstehende Schülpe wird, falls nötig, durch Abstreifer von den Walzen gelöst und der Zerkleinerungseinheit (Abb. 2.1.1-1) zugeführt.

In dem Granulator-Sieb-System wir das Aufbaugranulat (die Schülpe) mechanisch zu kleineren Granulatkörner abgebaut. Durch unterschiedlich einsetzbare Granulatoren bzw. Siebe kann die Granulatgröße nach Wunsch beeinflusst werden [124].

Es gibt Walzenkompaktoren in unterschiedlichen Größen. Je nach Bedarf können somit unterschiedliche Mengen an Granulat erzeugt werden. Kleinere Maschinen verarbeiten wenige kg/h, während größere bis zu 1000 kg/h umsetzen können [10].

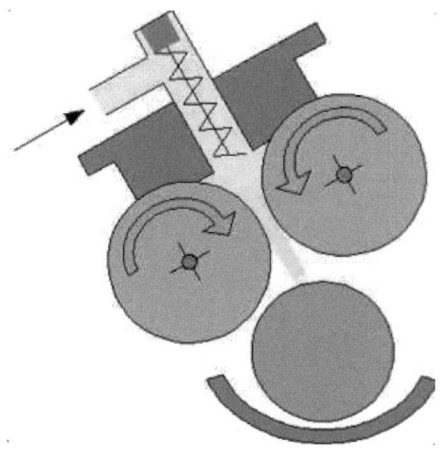

Abbildung 2.1.1-2   Schematischer Aufbau eines Walzenkompators der Firma Gerteis

2.1.2 Pulververdichtung im Walzenkompaktor

Um die komplexen und physikalischen Geschehnisse in der Verdichtungseinheit eines Walzenkompaktors zu erläutern, hilft es, die Pulversäule über dem Spalt nicht als Ganzes zu betrachten, sondern sie sich bestehend aus unendlich vielen einzelnen Pulverschichten vorzustellen [56]. Zur Vereinfachung der Beschreibung wird der Bereich über dem Spalt, der mit Pulver befüllt ist, zuerst einmal in zwei Bereiche unterteilt (Abb.2.1.1-2).

Der erste Bereich ist ein Bereich in dem die Walzen unter dem Pulver hindurch gleiten. Dieser wird dementsprechend Gleitzone genannt. Hier erfährt das Pulver eine geringe Vorverdichtung auf Grund des enger werdenden Raumes. Die Umlagerungen im Pulverbett führt zu einer dichteren Packung, jedoch ohne Pulverpartikel dabei zu agglomerieren. An diesem Punkt liegen die Pulverpartikel immer noch separat vor.

Der Einzug in den Spalt beginnt in dem Moment, indem die Reibungskraft die durch die Walzenbewegung auf die Partikel übertragen wird, größer ist, als die Normalkraft [47, 131]. Dieser Bereich der sich unmittelbar an die Gleitzone anschließt, wird durch den Einzugswinkel gekennzeichnet. Johanson fand heraus, dass sowohl die Walzendrehzahl, als auch der Walzendurchmesser keinen nennenswerten Einfluss auf den Einzugswinkel haben, sondern dieser hauptsächlich durch die Pulvereigenschaften beeinflusst wird [56]. Ab diesem Zeitpunkt werden die Pulverschichten so weit verdichtet, dass sie eine Kraft auf die Walze ausüben, da sie in ein kleineres Volumen gezwungen werden. Je weiter das Pulver verdichtet wird, desto größer ist der Kraftanstieg. Die maximale Presskraft wird kurz vor dem engsten Walzspalt erreicht und fällt danach schnell wieder ab [134]. Addiert man alle Kräfte die von den einzelnen Pulverschichten auf die Rollenoberfläche ausgeübt werden, erhält man die aufzuwendende Gesamtkraft im Spalt, sprich die Kraft die von der Maschine zur Kompaktierung aufgewendet werden muss.

2.2 Substanzcharakterisierung

2.2.1 Festlegung von Begriffen der Pulverdichtung

Zur Substanzcharakterisierung bei der Pulververdichtung werden in der Literatur drei verschiedene Phänomene beschrieben. Diese werden jedoch je nach Autor unterschiedlich benannt. In dieser Arbeit werden die unten aufgeführten Begriffe zur Beschreibung der Pulververdichtung verwendet.

2.2.1.1 Kompressibilität

Die Volumenreduktion die ein Pulver durch Druckbelastung erfährt, wird als Kompressibilität bezeichnet. Dargestellt wird sie mittels der Porosität in Abhängigkeit zum angewandten Pressdruck (Abb. 2.2.1-1). Anstelle der Porosität kann auch die relative Dichte angeführt werden, da diese Kenngrößen synonym gebraucht werden. (Gl. 2.2-3).

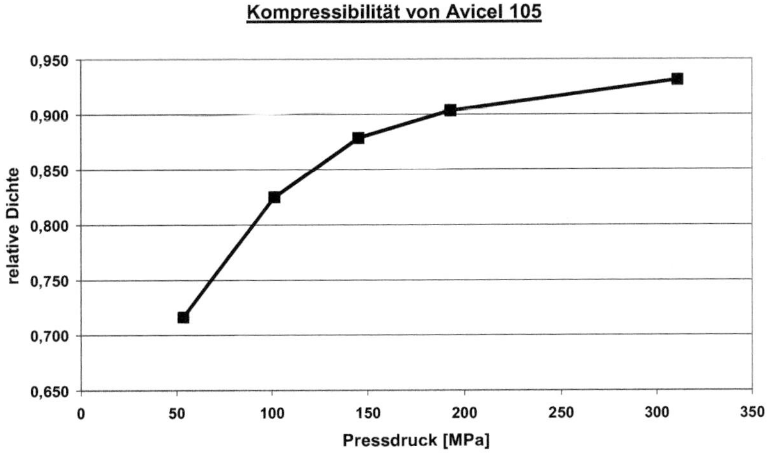

Kompressibilität von Avicel 105

Abbildung 2.2.1-1   Darstellung der Kompressibilität am Beispiel Avicel 105

2.2.1.2 Kompaktibilität

Die mechanische Festigkeit die ein Pressling nach Druckbelastung aufweist, wird als Kompaktibilität bezeichnet. Die Darstellung erfolgt durch die Bruchkraft, oder durch die Tensile Strength in Abhängigkeit zum Pressdruck (Abb. 2.2.1-2).

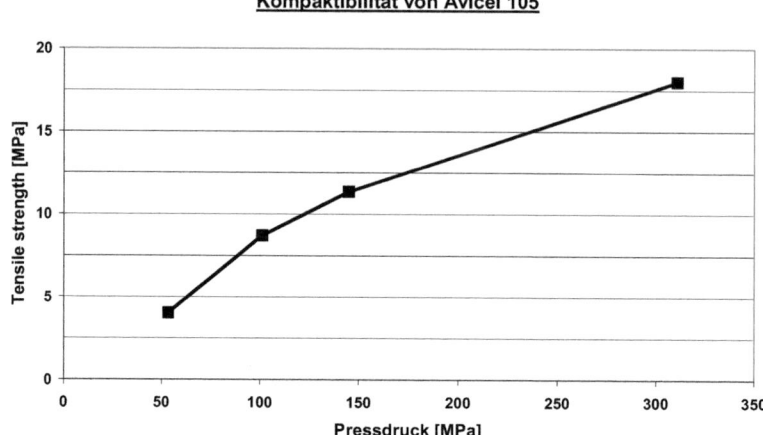

Abbildung 2.2.1-2 Darstellung der Kompaktibilität am Beispiel Avicel 105

2.2.1.3 Bindungsfähigkeit

Im Gegensatz zur Kompaktibilität wird hier die mechanische Festigkeit in Abhängigkeit zur relativen Dichte bzw. Porosität dargestellt (Abb. 2.2.1-3). Mit ihrer Hilfe können Aussagen über die Einflüsse des Verdichtungsgrades auf die Festigkeit bei den Substanzen getroffen werden.

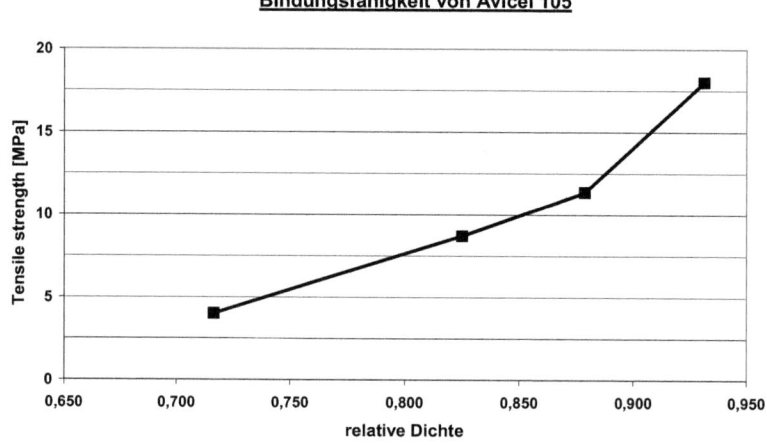

Abbildung 2.2.1-3 Darstellung der Bindungsfähigkeit am Beispiel von Avicel 105

2.2.2 Porosität

Die Porosität definiert sich als Anteil des Hohlraumvolumens von einem gesamten Probenvolumen (Gl. 2.2-1).

$$\text{Porosität [\%]} = \frac{\text{Hohlraumvolumen}}{\text{Gesamtvolumen}} * 100 \qquad \text{Gl. 2.2-1 Porositätsberechnung}$$

Für Tabletten und Schülpen wird die Porosität (ε) über das Verhältnis zwischen Roh- bzw. scheinbarer Dichte (ρ_s) und heliumpyknometrischer Dichte (ρ_0) bestimmt (Gl. 2.2-2), da es nicht möglich ist das gesamte Hohlraumvolumen zu erfassen.

$$\varepsilon\,[\%] = 1 - \frac{\rho_s}{\rho_0} * 100 \qquad \text{Gl. 2.2-2 Porositätsberechnung über die Dichten}$$

Das Verhältnis zwischen scheinbarer und heliumpyknometrischer Dichte wird auch als relative Dichte (ρ_r) bezeichnet. Dadurch kann die Gleichung 2.2-2 vereinfacht werden (Gl. 2.2-3) und stellt die Beziehung zwischen Porosität und relativer Dichte her.

$$\varepsilon[\%] = (1 - \rho_r) * 100 \qquad \text{Gl. 2.2-3 Porositätsberechnung über die relative Dichte}$$

2.2.2.1 Porenarten

Vereinfacht können zwei Arten von Poren unterschieden werden. Einerseits die geschlossenen Poren (Abb. 2.2.2-1 a) und andererseits die offenen Poren (b,c,d,e,f). Offene Poren werden nochmals in durchgehende Poren (c) und Blindporen (b,f) unterteilt, je nachdem, ob sie den Festkörper ganz durchziehen oder im Festkörper enden.

Viel wichtiger als die Art ist die Form der Poren. Zylindrische (c,f), flaschenhalsartige (b) und trichterförmige (d) unterscheiden sich nicht nur im

Aussehen, sondern setzen auch andere Rechenmodelle zur Volumenberechnung voraus [89].

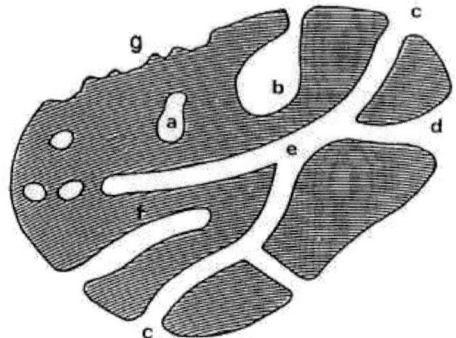

Abbildung 2.2.2-1   Porenarten in einem Festkörper [89]

Die in der Abbildung 2.2.2-1 mit dargestellte Oberflächenrauhigkeit (g) zählt nicht mit zu den Poren und wird in dieser Arbeit vernachlässigt.

Je nach Porenweite werden die Poren in drei Kategorien eingeordnet (Abb. 2.2.2-2). Auf Grund der geringen Größe der Mikroporen ist es nur möglich sie mit kleinsten Gasmolekülen zu detektieren. In dieser Arbeit spielen sie eine untergeordnete Rolle.

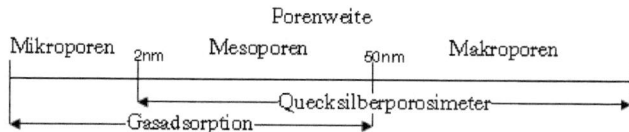

Abbildung 2.2.2-2   Unterteilung der Poren nach Porenweite

2.2.2.2 Porositäts-Pressdruck Modelle

Die Porosität steht mit vielen von den Arzneibüchern geforderten Qualitätsmerkmalen (Festigkeit, Zerfall, Freisetzung, usw.) in direktem Zusammenhang. Insbesondere für die mechanische Festigkeit von Tabletten wird sie als entscheidende Bezugsgröße in der Literatur beschrieben [41, 52, 53].

Die Porosität kann zu zwei unterschiedlichen Zeitpunkten der Verdichtung bestimmt werden. Zum einen nach dem Verdichtungsvorgang und definierter Lagerzeit (out of die, zero pressure) und zum anderen, möglich durch immer genauer werdender Messtechnik, während des Pressvorganges (in die, under pressure).

Für die Out-of-die Methode werden mehrere Presslinge die mit einem bestimmten Druck erzeugt wurden analysiert, gemittelt und als ein Punkt in einem Graphen dargestellt. Wird dieses für mehrere Druckstufen gemacht, kann auf diese Weise ein Verdichtungsverlauf beschrieben werden. Wiegel hat sich in seiner Dissertation eingehend mit dieser Methode auseinandergesetzt und eine Modellgleichung für den Verdichtungsverlauf etabliert [123].

Ein weit verbreitetes Modell zur Beschreibung des Verdichtungsverlaufes aufgrund der In-Die Methode, ist die Funktion nach Heckel [43, 45]. Heckel beschrieb im Jahre 1961 die Abnahme der Porosität in Abhängigkeit des Pressdruckes mit Hilfe einer Kinetik 1.Ordnung. Diese Gleichung ist bis zum heutigen Zeitpunkt Gegenstand der Forschung [27, 74, 77] und wird immer wieder aufgrund neuerer Erkenntnisse variiert [25, 49, 97, 104].

Diese Methode hat den Vorteil, dass es die Verformungseigenschaften durch einen einzigen Kompressionsvorgang beschreiben kann. Dafür wird die genaue Stempelposition mittels Weggebern bestimmt, um den Verlauf der Porosität gegen den Pressdruckverlauf wiederzugeben. Nachteile in der Beschreibung des Porositätsverlaufes nach Heckel liegen im Bereich nach erreichen des Druckmaximums [62]. Der Heckel-Plot ist nicht in der Lage elastische Verformung darzustellen und kann Rückdehnungen der Tabletten nach der Verpressung nur ungenügend darstellen.

Weitere bedeutende Modelle zur Beschreibung des Zusammenhangs zwischen Dichte und Pressdruck werden von Celik [15] zusammengefasst.

2.2.3 Mechanische Festigkeit

Für die Widerstandsfähigkeit eines Prüflings gegen eine mechanische Deformation gibt es in der Pharmazeutischen Technologie keine einheitliche Systematik. Begriffe wie Härte, Zug- und Druckfestigkeit tauchen hier, wider ihrer Definition, als Synonyme auf [73].

In dieser Arbeit bezieht sich der Begriff Festigkeit allein auf die Bestimmung der radialen Bruchfestigkeit (Druckfestigkeit). Eine detaillierte Übersicht über alle etablierten Methoden im Rahmen der Festigkeitsprüfungen gibt Stanley [106].

2.2.3.1 Radiale Bruchfestigkeit

In diesem Fall wird eine radiale Kraft (F) auf einen Prüfling ausgeübt und die Kraft bei der kein Widerstand mehr entgegengebracht wird gemessen.

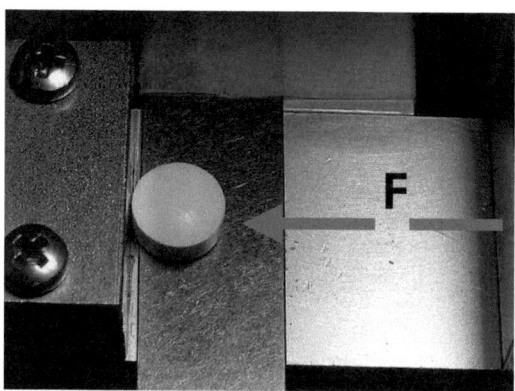

Abbildung 2.2.3-1 Apparatur zur Bestimmung der radialen Bruchfestigkeit

Dafür wird der Prüfling an eine stationäre Bruchbacke angelegt und eine mobile Bruchbacke fährt mit konstanten Bedingungen auf den Prüfling zu (Abb. 2.2.3-1).

Schon 1945 untersuchten Spengler und Kälin das Verhältnis zwischen axialer Querschnittsfläche der Bruchkante und der benötigten Kraft, um eine zylindrische Tablette nach radialer Belastung zum Brechen zu bringen (aus [73]). Durch den

Bezug von Kraft pro Fläche (Gl. 2.2-4) normierten sie die gemessene Bruchfestigkeit der Tabletten zu einer spezifischen Festigkeit.

$$\sigma_B \ [N/mm^2] = \frac{F}{D * h}$$

Gl. 2.2-4 Modellgleichung für die Spezifische Festigkeit

σ_B Spezifische Festigkeit
F Bruchkraft [N]
D Durchmesser [mm]
h Steghöhe [mm]

Mit Hilfe dieser spezifischen Festigkeit ist es nun möglich Bruchfestigkeiten verschiedener Tablettenformate zu vergleichen. Diese Modellgleichung wird auch heute noch als Grundlage bruchflächennormierte Festigkeit empfohlen [105].

Im Bereich der pharmazeutischen Forschung meist verwendet ist Tensile Strength zur Beschreibung der Festigkeit Tabletten. Diese von Fell und Newton etablierte Modellgleichung [32, 34] beruht auf einer Arbeit aus der Werkstoffprüfung [13]. Hier dient die Bruchfestigkeit, gemessen als Druckfestigkeit, zur indirekten Ermittlung der Zugfestigkeit (Tensile Strength) ausgehend von einer biplanen, zylindrischen Tablette (Gl. 2.2-5).

Fell und Newton [32], sowie etwas später David [20], stellten in ihren Arbeiten jedoch Einflüsse der Test- und Materialeigenschaften fest, welche die Ergebnisse variieren lassen.

$$\sigma_T \ [N/mm^2] = \frac{2 * F}{D * h * \pi}$$

Gl. 2.2-5
Modellgleichung für die Tensile Strength

σ_T Tensile Strength
F Bruchkraft [N]
D Durchmesser [mm]
h Steghöhe [mm]

Da in der Pharmabranche nicht nur biplane Tabletten produziert werden, wurden weitere Modellgleichungen unabhängig vom Stempelformat benötigt.

Pitt et al. ermittelte empirisch, anhand von bikonvexen Komprimaten aus Gips [84], seine Modellgleichung und konnte die Gültigkeit für pharmazeutische Substanzen nachweisen [82, 83].

$$\sigma_{TC} = \frac{10*F}{\pi*D^2} * \left(2,84 * \frac{(2.h'+h)}{D} - 0,126 * \frac{(2*h'+h)}{h} + 3,15 * \frac{h}{D} + 0,01\right)^{-1}$$

Gl. 2.2-6
Modellgleichung nach Pitt et al.

σ_{TC} Tensile Strength für bikonvexe Tabletten
h'   Kalottenhöhe [mm]

$$\sigma_{Teq} = \frac{2*F}{\pi + D + h} = \frac{F*D}{2*V_{eq}}$$

Gl. 2.2-7
Modellgleichung für BikonvexeTabletten

σ_{eq} Tensile Strength für volumenäquivalente biplane Tabletten
V_{eq} Äquivalentes Volumen der bikonvexen Tablette

Francke versuchte diese Modellgleichung für ein Experten-System zu vereinfachen und fand einen Zusammenhang zwischen den Volumen der Tablettenformate und der Festigkeit. Er ersetzte in seiner Gleichung (Gl. 2.2-7) die gewölbten Tabletten durch Volumenäquivalente, biplane Tabletten mit gleichem Durchmesser und konnte so Vorhersagen über Tablettenfestigkeiten unabhängig von Wölbungsradius machen [35].

Aufgrund dieser allgemeingültigen Aussagekraft wurde in dieser Arbeit die Tensile Strength zur Darstellung der Festigkeit verwendet.

2.2.4 Deformationsverhalten pharmazeutischer Hilfsstoffe während der Komprimierung

Pulver und Granulate unterlaufen während des Verdichtungsvorganges verschiedene Stadien der Verformung, die von Train [113] das erste Mal beschrieben wurden.

Zu Begin findet eine Umordnung („rearrangement") der Partikel zu einer möglichst dichten Kugelpackung statt. Wird der Druck weiter erhöht kommt es zu einer reversiblen elastischen Deformation. Bis hier hin ist das Schüttgut wieder in die Ausgangsform zurück zu führen.
Bei weiterer Druckerhöhung setzt nun eine irreversible Deformation ein. Zu dieser zählen die Stadien des plastischen Fließens und des spröden Bruches.
Alle Stadien sind abhängig von den Prozessbedingungen und verlaufen meist nebeneinander [37, 128].

Zur Charakterisierung des vorherrschenden Deformationsverhaltens sind die Instrumentierung der Tablettenpressen mit Weg- und Presskrafterfassung von Nöten. Nur durch sie ist es möglich zum Zeitpunkt der Tablettierung eine Substanz anhand bekannter Modellgleichungen einzustufen [45, 61, 78].

Paronen [79] untersuchte mehrere Modellgleichungen und kam zu Überzeugung, dass die Gleichung nach Heckel zu Beschreibung des Deformationsverhaltens am besten geeignet sei.

2.3 Porositätsmessung

Die Porosität steht, wie in Kapitel 2.2 beschrieben, im Zusammenhang mit vielen Eigenschaften der späteren Arzneiform. Aus diesem Grund ist es von großem Interesse diese zu bestimmen. In der Pharmazeutischen Technologie werden hauptsächlich drei Verfahren angewandt [87, 98, 122, 128]. In dieser Arbeit wurden die beiden letztgenannten Verfahren angewandt.

Die Gasadsorption ist eigentlich eine Methode zur Bestimmung der Oberfläche. Hierbei wird ein Gas (meist Stickstoff) an der Oberfläche der Probe adsorbiert und durch das benötigte Gasvolumen auf die spezifische Oberfläche geschlossen. Indirekt lässt sich somit auch die Porosität der Probe berechnen, da eine höhere Porosität eine größere Oberfläche bedingt.

Für geometrisch definierte Festkörper wie z.B. Tabletten wird die Porosität unter zu Hilfenahme der Gl. 2.2-2 bestimmt. Die scheinbare Dichte wird dabei durch das Verhältnis der Masse zum errechneten Volumen des Festkörpers berechnet. Diese Berechnungsmöglichkeit ist jedoch abhängig von dem Messzeitpunkt, da Festkörper, nachdem sie einem Druck ausgesetzt waren, sich über einen längeren Zeitraum wieder zurückdehnen können. Des Weiteren lassen sich über diese Porositätsmessung keinerlei Aussagen über Porenverteilung und –größe treffen.

Die Quecksilberporosimetrie nutzt aus, dass Quecksilber sich gegenüber den meisten Festoffen wie eine nicht benetzende Flüssigkeit verhält. Erst unter Einfluss von Druck dringt Quecksilber in die Poren ein. Dabei ist der Porenradius umgekehrt proportional zum angewandten Druck. Sie findet hauptsächlich Verwendung zur Bestimmung der Porenverteilung in einer Probe. Addiert man alle Volumina der Poren und setzt diese ins Verhältnis zum Gesamtvolumen der Probe, erhält man dadurch auf direktem Weg eine Gesamtporosität. Probleme können jedoch bei Schüttgütern mit kleinen Partikeln auftreten, da hier Hohlräume zwischen den Partikeln als Pore miterfasst werden.
In dieser Arbeit wurde unter anderem untersucht, ob es möglich ist zwischen Hohlraum und Porosität zu unterscheiden und damit die Quecksilber-porosimetrie für

Trockengranulate zu nutzen. Aus diesem Grund wird die Theorie zur Quecksilberporosimetrie im folgenden Kapitel näher erläutert.

2.3.1 Quecksilberporosimetrie

Schon 1945 entwickelten Ritter & Drake die Technik der Quecksilberporosimetrie [26, 88]. Diese gestattet das Erfassen von offenen Makro- und Mesoporen in porösen Feststoffen. Sie nahmen sich die Theorie zur Hilfe, dass eine nicht benetzende Flüssigkeit, bedingt durch ihre Oberflächenspannung, nicht in die Poren eines Feststoffes eindringen kann. Durch Anwendung eines äußeren Druckes kann dieser Widerstand überwunden werden. Washburn drückte mit seiner Gleichung (Gl. 2.3-1) schon 1921 die Beziehung zwischen angewandtem Druck und der Porengröße aus.

$$p * r = -2\gamma * \cos(\Theta)$$

Gl. 2.3-1 Washburn-Gleichung [119]

p   angewendeter Absolutdruck
r   Porenradius
γ   Oberflächenspannung des Quecksilbers
Θ   Benetzungswinkel

Die Washburn-Gleichung geht von der Betrachtung aus, dass in einer Kapillare vom kreisförmigen Querschnitt die Oberflächenspannung in der Kontaktfläche sowohl über eine Länge die dem Porenumfang entspricht und senkrecht zur Ebene der Kontaktfläche wirkt. Diese wird allgemein zur Berechnung der Porengrößenverteilung angewendet.

Um die Washburn-Gleichung anwenden zu können, müssen jedoch einige Vereinfachungen vorgenommen werden. Washburn stellte eine Beziehung zwischen Porenumfang und äußerem Druck für zylindrische Poren auf. In porösen Stoffen finden sich jedoch nie perfekt zylindrische Poren, wodurch die Ergebnisse zu niedrig ausfallen können [122]. Auch entscheidet die Zusammensetzung des porösen Stoffes darüber, ob die Poren über den ganzen Bereich des Messdruckes konstant bleiben und etwa kollabieren.

Weitere Ungenauigkeiten können auftreten durch Verwendung von Durchschnittswerten für den Benetzungswinkel und die Oberflächenspannung. Die Größe des Benetzungswinkels hängt von der Probe ab und kann zwischen 125° und 152° variieren. Hierfür wird meist ein Mittelwert von 141,3° angenommen. Die

Oberflächenspannung ist eine temperaturabhängige Größe. Sie wird hier mit einem Wert von 480 dyn/cm konstant gesetzt.

Abgesehen vom kollabieren möglicher Poren haben die Verallgemeinerungen der Washburn-Gleichung keinen großen Einfluss auf eine gemessene Gesamtporosität. Hierfür wird einfach das gesamte Volumen des intrudierten Quecksilbers gleich dem Volumen vorliegender Poren gesetzt. Dafür ist es aber irrelevant welche Größe die Poren haben.

$$\varepsilon[\%] = \frac{V_{Poren} * m_{Probe}}{V_{Probe}} * 100$$

Gl. 2.3-2 Berechnung der Porosität

Das in der Formel (Gl. 2.3-2) die Masse der Probe auftaucht, hängt mit der Angabe des Porenvolumens in Volumen pro Gramm (Probe) des in der Arbeit verwendeten Gerätes (Kapitel 3.2.4.3) zusammen.

3 Material & Methoden

3.1 Modellsubstanzen

In dieser Arbeit soll das Tablettierverhalten einer Modellsubstanz nach der Walzenkompaktierung durch Zusätze von anderen Hilfsmitteln verändert werden. Als eigentliche Modellsubstanz dient die Mikrokristalline Cellulose (3.1.1). Aus dieser wurden, durch Zusatz anderer Hilfsstoffe, binäre Mischungen durch Mischen hergestellt.

3.1.1 Mikrokristalline Cellulose (MCC)

Avicel 105   FMC Biopolymer (Cork, Irland); LOT: 50630 C

Durch die saure Hydrolyse von nativer Cellulose wird die mikrokristalline Cellulose hergestellt. Als Handelsware findet man verschiedenste MCC-Typen die sich in Partikelgröße, Bulkdichte oder in ihrer Feuchte unterscheiden [90].

Anwendung findet die MCC hauptsächlich als Trockenbindemittel in der Direkttablettierung. Sie zeigt eine ausgeprägte Volumenreduktion und führt schon bei niedrigen Pressdrücken zu Tabletten mit sehr hoher Festigkeit [66].

Mikrokristalline Cellulose bietet sich hervorragend als Modellsubstanz an, da sich ihre Tablettiereigenschaften durch die Trockengranulation schon bei geringem Druck verändern [7]. Sie zeigt auch eine Verschlechterung der Tablettiereigenschaften durch Feuchtigkeitseinfluss, wodurch sie einen Kandidat für die Trockengranulierung darstellt.

Der MCC-Typ 105 zeichnet sich durch eine sehr kleine Korngröße aus (x_{50}= 20µm). Dadurch bedingt unterscheidet sich dieser Typ durch eine sehr hohe Festigkeit der Tabletten [4] und ein schlechtes Fließverhalten von den anderen handelsüblichen Typen. Beide Eigenschaften sind jedoch gewünscht, da durch die Granulation eine Fließfähigkeit erreicht werden soll, und hier Einflüsse auf die Festigkeit besser sichtbar werden.

3.1.2 Calciumphosphat Anhydrat

Fujicalin	Fuji Chemical Industry (Toyama, Japan) LOT: CP602002
Emcompress AN	J.Rettenmaier & Söhne (Rosenberg, Deutschland) LOT: 1047
Di-Cafos A	Chemische Fabrik Budenheim (Budenheim, Deutschland) LOT: MV 2635
Di-Cafos AN	CFB (Budenheim, Deutschland) LOT: MV 2445
Di-Cafos PA	CFB (Budenheim, Deutschland) LOT: MV 2763

Man unterscheidet auf dem Markt befindliche Calciumphosphate in di- und tribasisch. Bei denen in dieser Arbeit benutzten handelt es sich ausschließlich um dibasische. In der Regel finden Calciumphosphate ihren Einsatz als Füllmittel in den Rezepturen. Besonders für Vitamin- und Mineralpräparate finden sie Verwendung, da sie dort als Calciumquelle dienen.

Die Herstellung beruht auf einer einfachen Neutralisationsreaktion von Phosphorsäure und Calciumhydroxid, wobei das schwerlösliche Calciumphosphat ausfällt. Anschließend folgt eine Trocknungsphase anhand dieser entweder ein Anhydrat oder ein Dihydrat entsteht. Das entstandene Produkt wird je nach gewünschter Partikelgröße direkt verwendet oder noch einmal gemahlen. Fujicalin stellt in seiner Herstellung eine Ausnahme dar, da es als einziges über das Verfahren der Sprühtrocknung getrocknet wird.

Calciumphosphate neigen im allgemeinem zu einem sprödbrüchigen Verformungsverhalten. Dies geht einher mit der Ausbildung neuer Partikeloberflächen, wodurch Änderungen von Prozessparameter keinen nachweisbaren Einfluss auf das Tablettierverhalten zeigen. Fujicalin zeigt jedoch Tablettenfestigkeiten, die es von den anderen Calciumphosphaten unterscheidet und als Bindemittel qualifiziert [93].

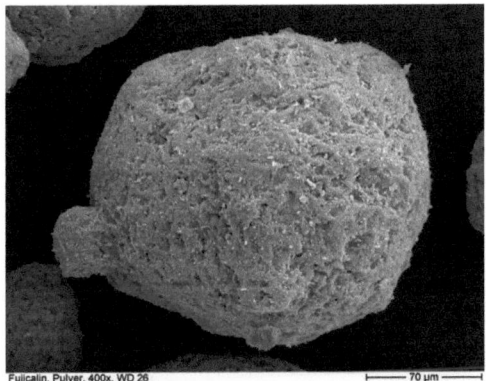

Abbildung 3.1.2-1 Fujicalin Partikel; Sprühgetrocknetes Calciumphosphat

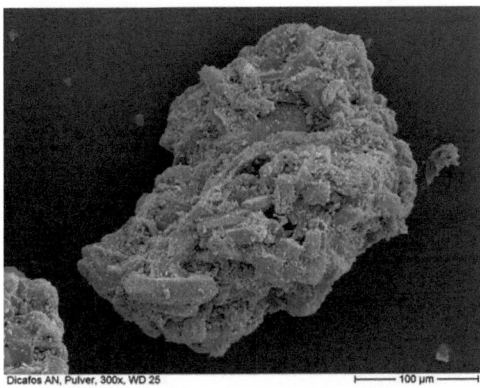

Abbildung 3.1.2-2 Di-Cafos AN; nur getrocknetes Calciumphosphat

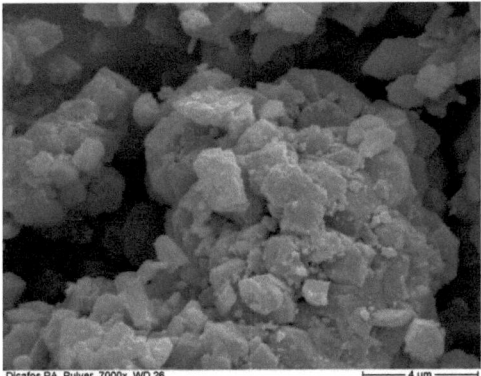

Abbildung 3.1.2-3 Di-Cafos PA; gemahlenes Calciumphosphat

3.1.3 Ammonium Methylacrylat Copolymer Typ B

Eudragit RS PO   Evonik RÖHM GmbH (Darmstadt, Deutschland)
   LOT: G090638085

Eudragit gehört zu den Polymethacrylaten und ist ein Copolymer aus veresterten Acryl- und Methacrylsäurederivaten (Abb.3.1.3-1). Je nach Veresterung der Polymere dienen sie der pH-abhängigen Freisetzung der Arzneiform oder erzeugen einen Retardierungseffekt.

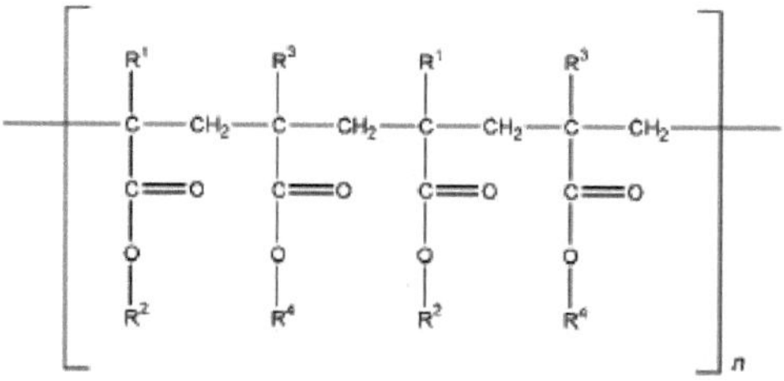

Abbildung 3.1.3-1   Grundstruktur von Polymethacrylaten

Das in dieser Arbeit verwendete Polymer ist ein Ehyl-, Methylacrlyat (1:2) Copolymer, welches bis zu 5% quaternäre Ammoniumgruppen enthält. Eudragit RS PO ist nicht löslich im wässrigen Milieu und besitzt eine geringe Permeabilität. Aufgrund seiner Eigenschaften dient es zur Herstellung von Retardarzneiformen [63]. Es handelt sich hierbei um eine direkttablettierbare pulverisierte Variante.

Eingesetzt wird dieses Pulver aufgrund seiner elastischen Verformungseigenschaften [16].

3.1.4 Maisstärke

Maisstärke B   Roquette (Lestrem, Frankreich) LOT: 4081-0571

Eine der am häufigsten verwendeten Form der Stärke in der Arzneimittelherstellung ist die Maisstärke. Sie ist wie alle anderen Stärken ein Polysaccharid aus α-1,4- und α-1,6 glykosidischen verknüpften Glucoseeinheiten. Die Stärken verschiedener Ausgangsmaterialien unterscheiden sich hinsichtlich ihrer Korngröße. Die Korngröße steigt von Reis-, Mais-, Weizen bis hin zur Kartoffelstärke an.

Aufgrund der Quellungseigenschaft der Stärken im wässrigen Milieu werden die Stärken als Zerfallhilfsmittel verendet, ansonsten findet man sie in Rezepturen aber auch als Füll- und Bindemittel.

Stärken weisen ein viskoelastisches Verformungsverhalten auf. Hierbei überlagern sich elastische und plastische Verformungseigenschaften. Bei der Maisstärke dominieren bis ca. 200 MPa Pressdruck die elastischen Verformungseigenschaften, danach die plastischen.

3.1.5 Gering substituierte Hydroxypropylcellulose (HPC)

L-HPC 31   Shin-Etsu Chemical Co. (Tokyo, Japan) LOT: 7111417

Die gering substituierte HPC ist definiert durch ihren Anteil an Hydroxypropoxy-Gruppen. Dieser darf nach USP NF 23 nicht weniger als 5% und nicht mehr als 16% sein.

Einsatz finden die L-HPC-Typen in vielen pharmazeutisch technologischen Bereichen. Je nach Typ sind sie geeignet für die Extrusion, Nassgranulation und der Direkttablettierung. Der Typ 31 ist gehört zu den kleinsten mit einer durchschnittlichen Korngröße von 20 µm.

In der Direkttablettierung dient das L-HPC als Zerfallshilfsmittel [58]. Es wird vor allem dann eingesetzt wenn der Rezeptur noch etwas an Festigkeit fehlt. Das Verformungsverhalten ist als plastisch einzustufen.

3.1.6 Magnesiumstearat

Magnesiumstearat pflanzlich Bärlocher (Unterschleißheim, Deutschland), Charge 2079

Magnesiumstearat dient als hydrophobes Schmiermittel in Tablettenrezepturen. Schmiermittel reduzieren vorhandene Adhäsionskräfte zwischen Pulver und Stempelwerkzeug während des Presszyklus. Das Ganze geschieht indem sich das Metallsalz an der Oberfläche anlagert. Die Mischdauer einer Pulverrezeptur mit Magnesiumstearat, kann ihre Tablettiereigenschaften verändern, daher wird Magnesiumstearat wie in Kapitel 3.2.2.2 beschrieben, extern verwendet.

Die im Handel befindlichen Waren sind sehr unterschiedlich. Neben den Anteilen an Fettsäureresten (Stearat, Palmitat und Oleat), unterscheiden sie sich in ihrer Morphologie und dadurch in ihrer spezifischen Oberfläche. Steffens zeigte, dass diese Unterschiede einen Einfluss auf die damit produzierten Tabletten haben können [107].

3.2 Methoden und Geräte

3.2.1 Walzenkompaktierung & Wiederverpressung

Zur Simulierung der Walzenkompaktierung von Pulvern werden die Pulver mit Hilfe einer Tablettenpresse verdichtet. Dieses Verfahren nennt sich Brikettierung. Eine Vergleichbarkeit zwischen dem maximalen Pressdruck und der Dichte von Tabletten und Schülpen beschreibt Michel 1994, welches die Grundlage für diese Vorgehensweise darstellt [71]. Anschließend werden die erhaltenen Tabletten grob zermahlen und, das auf diese Weise erhaltene Granulat, wieder zu Tabletten verpresst. Diese Methode ist gut für Vorversuche in der Entwicklung geeignet, da sie sehr Substanz und Zeit sparend ist, denn hier genügen schon wenige Gramm Pulver für die Verarbeitung.

3.2.2 Brikettierung & Tablettierung

Alle für diese Arbeit benötigten Tabletten wurden mit der pneumo-hydraulischen Einzelhub-Tablettenpresse Flexitab (Röltgen, Solingen) hergestellt. Die Flexitab kann Presskräfte von ca. 1 – 100 kN realisieren, wobei bis ca. 7 kN die Kraft pneumatisch, darüber hinaus, hydraulisch erzeugt wird. Die Tabletten werden, anders als bei einer Rundläufertablettenpresse, mit konstanter Kraft, unabhängig von der Matrizenbefüllung gepresst.

Ihren Namen verdankt die Flexitab ihrer Flexibilität im Bezug auf das Tablettierwerkzeug. Die Stempelhalterung der Tablettenpresse verfügt über Adapter, so dass Eurostandard B und D Werkzeuge in allen möglichen Größen verwendet werden können.

Verbreitung findet diese Tablettenpresse in der Herstellung von großformatigen Tabletten (Brausetabletten und Waschmaschinentabs), sowie in der pharmazeutischen Forschung und Entwicklung zur Produktion von Kleinchargen.

3.2.2.1 Vorgehensweise

Für die Untersuchung der Pulver und Pulvermischungen werden diese zuerst mit der Flexitab bei 5 verschiedenen Pressdrücken zu Tabletten verpresst. Dieser Tablettiervorgang wird mit 1P (Erstverpressung) bezeichnet. Die Erstpressung simuliert die Pulververdichtung im Kompaktor. Die Eigenschaften der hergestellten Tabletten werden durch die Pulvereigenschaften bedingt. Sie können auch als Fähigkeit zur Direkttablettierung der Pulver interpretiert werden.

Je Pressdruckniveau werden, wenn nicht anders beschrieben, 50 Tabletten nach einer Lagerung von mindestens 24 Stunden analysiert (s. Kapitel 3.2.3) und als 1P-Daten in den Grafiken dargestellt. Durch die Lagerung werden mögliche elastische Rückdehnungen berücksichtigt [31].

Die Tabletten jedes Niveaus werden im Anschluss zerkleinert, wodurch 5 Granulate erhalten werden (eines pro Pressdruck), die unterschiedliche Beanspruchungen erfahren haben. Jedes Granulat wird erneut bei 5 Pressdrücken verpresst, in dieser Arbeit bezeichnet als 2P (Zweitverpressung). Die auf diese Weise erhaltenen Tabletten werden nur aus den Granulaten hergestellt und dementsprechend kann hier die Auswirkung der Granulateigenschaften auf die Tabletteneigenschaften beurteilt werden. Je Niveau werden diesmal 10 Tabletten nach einer Lagerung von mindestens 24 Stunden vermessen.

3.2.2.2 Zerkleinerung der Tabletten

Die Tabletten aus der Erstverpressung (1P) werden im Anschluss an die Analytik im Getreidemühlenaufsatz einer KitchenAid Küchenmaschine zerkleinert. Das auf diese Weise erhaltene Granulat wird über ein Sieb mit 1 mm Maschenweite abgesiebt und der Grobanteil verworfen. Vorversuche zur Vergleichbarkeit der Granulate zwischen Kompaktor und KitchenAid wurden von Wiesweg durchgeführt [124].

Da ab einer gewissen Festigkeit die Tabletten nicht mehr direkt zermahlen werden konnten, wurden diese Tabletten zuvor mit einem Trockengranulierer TG2000 (Erweka, Heusenstamm) grob zerschlagen.

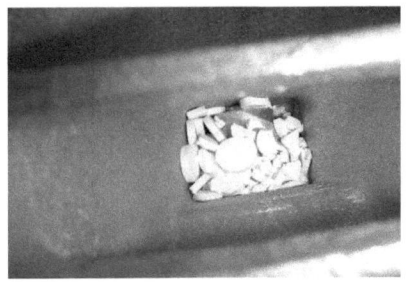 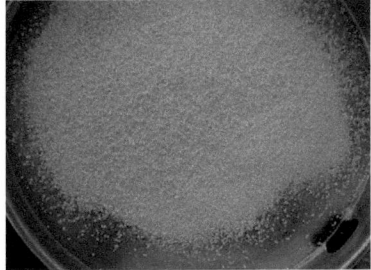

Abbildung 3.2.2-1   Tabletten vor der Vermahlung und danach

3.2.2.3 Pulvermischungen

Um die Stempelwerkzeuge zu schützen wird in Pulvermischungen immer ein Schmiermittel untergemischt. Das bekannteste und auch am besten untersuchte ist Magnesiumstearat. Da Schmiermittel das Tablettierverhalten von vor allem plastischen und elastischen Materialen beeinflussen kann [116, 117], wurde auf eine interne Schmiermittelzugabe verzichtet. Das Magnesium-stearat wurde mit Hilfe eines Kreide-Zerstäubers auf die Stempel und die Matrizenwände vor jedem Pressvorgang aufgepustet.

Zu Herstellung der binären Mischungen wurde ein Turbulamischer T2C (W.A. Bachofen, Basel, Schweiz) verwendet. Dabei wurden die Pulver mit 75 Umdrehungen pro Minute über einen Zeitraum von 15 min. gemischt. Die Mischbehälter wurden zu maximal 2/3 des Gesamtvolumens gefüllt, um eine Durchmischung zu gewährleisten.

3.2.2.4 Pressdruckberechnung

Da die unterschiedlichen Pulver, Tabletten mit unterschiedlicher Festigkeit ergeben, war es nötig, unterschiedliche Stempelwerkzeuge zu benutzen. Je größer das Stempelformat, desto höher ist die Festigkeit der Tabletten [73]. Durch diese Eigenschaft ist es möglich, auch für Hilfsstoffe mit geringer Festigkeit, handhabbare Tabletten zu erzeugen.

Da die Kraft, die eine Tablettenpresse auf das Pulverbett ausübt, sich über die Kontaktfläche verteilt, ist es notwendig die Belastung des Pulvers zu normieren. Die Angabe der ausgeübten Presskraft lässt bei unterschiedlichen Tablettendurchmessern keine Vergleiche zu, da ein größerer Durchmesser bei gleicher Presskraft eine geringere Belastung für das Pulverbett darstellt.

Die Normierung der Kraft auf eine Fläche ist daher allgemeiner und über den Druck möglich. Dabei wird die Presskraft über die Querschnittsfläche der Stempelspitze normiert:

$$P\ [MPa] = \frac{F_P}{A_s} \qquad \text{Gl. 3.2-1 Normierung der Presskraft}$$

F_P Presskraft [N]
A_s Stempelspitzenfläche [mm²]

In dieser Arbeit wurden ausschließlich runde, biplane Tabletten erzeugt, daher lässt sich die Gleichung (Gl. 3.2-1) in die Gleichung (Gl. 3.2-2) umformen.

$$P\ [MPa] = \frac{4 \cdot F_P}{\pi \cdot D^2} \qquad \text{Gl. 3.2-2 Normierung der Presskraft für runde, biplane Tabletten}$$

F_P Presskraft [N]
D Stempeldurchmesser (mm)

3.2.3 Charakterisierung der Tabletten

3.2.3.1 Mechanische Festigkeit

Die Festigkeit der Tabletten wird mit einem TBH210TD der Firma Erweka (Heusenstamm, Deutschland) ermittelt. Dabei fährt eine mobile Bruchbacke auf eine stationäre Bruchbacke zu. Registriert das Gerät einen Kraftanstieg über eine Schwelle von 3 N, gilt das als Beginn der Messung. Die Kraft wird über einen Dehnmessstreifen an der mobilen Bruchbacke registriert. Nun fährt die mobile Bruchbacke entweder mit „konstanter Geschwindigkeit" oder „konstantem Kraftanstieg" (variabler Geschwindigkeit) weiter bis die Kraft abrupt nachlässt.

Für diese Arbeit wurde die Einstellung „konstanter Kraftanstieg" mit 20 N/s gewählt. Wird die Einstellung „konstante Geschwindigkeit" gewählt, ist eine Vergleichbarkeit zwischen verschiedenen Substanzen schwierig, da je nach Verformungseigenschaft die Tabletten unterschiedlich schnell belastet werden.

Die Bewegung des mobilen Bruchbackens erfolgt über einen Schrittmotor. Dieser ermöglicht die Position der mobilen Bruchbacke zu bestimmen. Dafür ist eine Nullpunktermittlung nötig, die das Gerät automatisch beim Anschalten ausführt. Dadurch kann das Gerät die Position angeben, bei der die Kraftschwelle von 3 N überschritten wird, und dieses entspricht dem Durchmesser der Tablette.

3.2.3.2 Relative Dichte der Tabletten

Wie im Kapitel 2.2 beschrieben steht die Porosität von Tabletten mit vielen ihrer geforderten Eigenschaften in direktem Zusammenhang. Aus diesem Grund werden die Porositäten der Tablette ermittelt.

Die Berechnung geht von der Gleichung 2.2-2 aus. Die Pulverpartikeldichte der Ausgangsmischung wird vor Beginn der Messreihe ermittelt (s. 3.2.3.3). Die scheinbare Dichte wird aufgrund der Geometrie der Tablette berechnet.

Material & Methoden

$$\rho_{sT} = \frac{m}{V_{rund}} = \frac{m}{\pi * \frac{D^2}{4} * h}$$

Gl. 3.2-3 Berechnung der scheinbaren Dichte von runden, biplanen Tabletten

ρ_{sT} Scheinbare Dichte der Tablette (g/mm²)
V_{rund} Volumen einer runden, biplanen Tablette

Ausgehend der zylindrischen Geometrie für eine biplane, runde Tablette ergibt sich die Gleichung 3.2-2, die, eingesetzt in Gleichung 2.2-2, die Berechnungsgrundlage für die relative Dichte einer Tablette liefert.

$$\rho_r = \frac{m}{\pi * \frac{D^2}{4} * h * \rho_0}$$

Gl. 3.2-4 Berechnung der relativen Dichte von runden, biplanen Tabletten

Aufgrund der in Gleichung 2.2.3 beschriebenen Beziehung zwischen Porosität und relativer Dichte werden diese Begriffe synonym verwendet. Da in der Literatur die Darstellung der relativen Dichte gebräuchlich ist, wird sie auch in dieser Arbeit verwendet.

Zur Bestimmung der Tablettemasse und Tablettenhöhe wird der Multicheck Turbo III der Firma Erweka (Heusenstamm, Deutschland) verwendet. In ihm sind eine Sartourius H51 Waage mit einem Messbereich von 20 mg – 20 g (+/- 0,1 mg) zur Gewichtsbestimmung und ein Linear Potentiometer mit einem Messbereich von 1,5 - 8 mm (+/- 0,05 mm) zur Höhenbestimmung eingebaut.

3.2.3.3 Partikeldichte Dichte

Für die Bestimmung der Partikeldichte wurde ein Ultrapycnometer T1000 der Firma Quantachrome (Odelzhausen, Deutschland) verwendet. Dieses Gasvergleichspyknometer arbeitet mit Helium als Messgas. Das Funktionsprinzip basiert auf der Annahme des Boyle-Mariott'schen Gesetzes, nach welchem das Produkt aus Druck und Volumen einer definierten Gasmenge für isotherme Vorgänge konstant ist.

Zur Entgasung der Probe mittels Helium wird ein so genannter „Puls"-Modus verwendet. Dieser führt 20 Zyklen von kurzzeitiger Druckerhöhung und anschließender Entspannung zur Entfernung von Luft und Feuchte durch.

Das Gerät ist in der Lage, mehrere Messzyklen hintereinander durchzuführen. Standardeinstellungen sind 20 Messzyklen, die vorzeitig beendet werden, wenn die Abweichung von drei aufeinander folgenden Messzyklen kleiner als 0,05% ist.

Das endgültige Ergebnis ist der Mittelwert aus den letzten 3 Messzyklen.

3.2.4 Charakterisierung von Granulaten und Pulvern

3.2.4.1 Partikelgrößenanalyse

Die Pulvergrößenverteilung wird mittels der Laserbeugung ermittelt. Dafür wird ein Helos-System mit Rodos-Dispergiereinheit der Firma Sympatec (Clausthal-Zellerfeld, Deutschland) verwendet.

Die Rodos-Dispergiereinheit bringt die Probe mit Hilfe von Druckluft in den Laserstrahl. Dafür wird ein Druck von 1 bar gewählt, um das Pulver nicht zu zermahlen. Dabei entsteht ein messbarer Unterdruck im System von 50 mbar.

Da die Granulate teilweise sehr porös sind, wurde zur Bestimmung der Granulatverteilung eines Trockengranulates auf die Laserbeugung und die Dispergierung mittels Druckluft verzichtet. Hierfür wurde ein klassischer Rüttelsiebturm verwendet. Dabei kamen die Siebe mit Maschenweiten von 1 mm, 710 µm, 500 µm, 355 µm, 250 µm und 125 µm zum Einsatz. Maschenweiten größer 1 mm würden aufgrund der Vorsiebung des Granulates keinen Sinn ergeben. Mittels dieser Siebe wurde auch eine Fraktionierung der Granulate durchgeführt.

Die Ermittlung der Siebdauer für die Substanzen wurde analog der DIN-66165 für Partikelgrößenbestimmung durch Siebanalyse durchgeführt. Die ermittelte Siebdauer der einzelnen Substanzen ist in der unten aufgeführten Tabelle angegeben. Zur Bestimmung der Siebdauer wurde jeweils das mit 50 MPa Pressdruck hergestellte Granulat verwendet, da dieses aufgrund der geringen Festigkeit die größten Schwankungen aufweist.

Granulatzusammensetzung	Ermittelte Siebdauer [min]
Avicel 105	15
Avicel + 30% Di-Cafos PA	35
Avicel + 30% Eudragit RS PO	25

Tabelle 3.2-1 Siebdauer nach DIN 66165 für verschieden Granulate hergestellt bei 50 MPa

3.2.4.2 Deformationsverhalten beim Pressvorgang

Das Deformationsverhalten der Pulver und Granulate wird mit Hilfe der Heckel-Gleichung beschrieben (Kapitel 2.2.4). Für Werte der Yield Pressure von bis zu 100 MPa^{-1} werden laut Literatur plastisches und elastisches, bei größeren Werten, sprödbrüchiges Deformationsverhalten angenommen [55, 78, 104].

$$\ln\left(\frac{1}{1-D}\right) = K*P + A \qquad \text{Gl. 3.2-5 Heckel-Gleichung aus [45]}$$

D   Dichte beim Pressdruck P
P   Pressdruck
K + A   Konstante der Heckel-Gleichung [43]

$$P_y = \frac{R^2}{K} \qquad \text{Gl. 3.2-6 Berechnung der Yield Pressure aus [104]}$$

R^2 Regressionskoeffizient der Geradengleichung
P_y Yield Pressure

Die Yield Pressure wird aus dem Kehrwert der Steigung (k) aus der Heckel-Gleichung ermittelt. Da dieser Wert nie mit hundert protzentiger Wahrscheinlichkeit ermittelt werden kann, beschreibt Sonnergaard, dass es zu einem Fehler führt, wenn man wie üblich den Kehrwert zur Berechnung der Yield Pressure verwendet [104]. Daher wird in dieser Arbeit die Gleichung 3.2-6 nach Sonnergaard verwendet.

Für vergleichbare Ergebnisse ist es weiterhin unerlässlich, den Bereich in dem die Steigung gemessen wird zu spezifizieren. Sonnergaard beschreibt in seiner Arbeit, dass schon kleinste Fehler im experimentellen Aufbau zu großen Einflüssen auf die Heckelparameter führen können. Ein Beispiel für einen Fehler im Experiment ist das Ermitteln der Steigung zu unterschiedlichen Pressdrücken. Dadurch zeichnet sich diese Art der Kompressionsanalyse als nicht valides System aus. Jedoch können Werte durch Definition des Messbereiches nachvollziehbar gemacht werden. Es führt aber dazu, dass Ergebnisse aus unterschiedlichen Laboren nicht vergleichbar sind. Als Beweis dafür werden in der Arbeit von Sonnergaard veröffentlichte Werte verschiedener Autoren verglichen und auf die teilweise erhebliche Unterschiede hingewiesen [104].

Weitere Einflüsse auf die Heckelparameter liegen in der zu untersuchenden Substanz begründet. Partikelgröße, Oberflächenbeschaffenheit der Partikel, Elastizität, Schmiermittelzusatz u.v.m. haben erwiesener Maßen einen Einfluss auf die Parameter, wie mehrere Arbeitsgruppen in ihren Experimenten feststellten [28, 91, 117, 132]. Daher wurde von einigen Autoren versucht, die Gleichung nach Heckel zu modifizieren, jedoch hat sich, aufgrund der steigenden Komplexität der neuen Gleichungen, kaum eine etabliert [25, 61]. Aus diesem Grund wurde die Kompressionsanalyse nach Heckel durchgeführt, wohl wissend um seine Fehleranfälligkeit.

Für die Kompressionsanalyse werden die Pulver und Granulate mit einem 18 mm Durchmesser auf der Flexitab bei ca. 200 MPa verpresst. Die Heckel-Gleichungen der Substanzen wurden über einem Druckbereich von 120-160 MPa ermittelt. Dieser Druckbereich ist groß genug, um einen linearen Verlauf des Graphen zu erwarten. Des Weiteren wird in diesem Bereich keine Flexitab spezifische Unregelmäßigkeit des Pressdruck-Dichte-Profils zu Berechnung mit einbezogen. Diese entstehen aufgrund der Umschaltung von pneumatischen auf hydraulischen Kraftaufbau während der Tablettierung. Andere Pressprofile würden diese Unregelmäßigkeiten minimieren können, jedoch zeigte Peter, dass dieses Profil, nach ihrem Berechnungsmodell, die Verdichtung von Pulver am Kompaktor am Besten simuliert [81].

Der Korrelationskoeffizienten CC, der in Kapitel 4.5 näher erläutert wird, ist ein Maß für Partikelbewegung in der Rearrangement-Phase. Daher wird der Koeffizient zu Beginn der Verdichtung, im Bereich zwischen 0,2 und 40 MPa, ermittelt.

Die auf diese Weise ermittelten Werte sollen nicht als absolute Werte angegeben, sondern einzig und allein dem Vergleich untereinander dienen. Um die Fehler durch unterschiedliche experimentelle Bedingungen zu minimieren, wurden Heckel-Daten nur verglichen, wenn diese am gleichen Tag erzeugt wurden.

Zur Erfassung der Dichte-Pressdruck-Beziehung werden je zwei Wegaufnehmer an dem Ober- und Unterstempel der Flexitab montiert. Es handelt sich dabei um induktive Wegaufnehmer. Die Wegaufnehmer am Oberstempel besitzen eine konische Spitze hinter der sich eine Feder befindet. Diese Feder bewirkt, dass der Wegtaster der Stempelbewegung ohne Verzögerung folgen kann. Die Wegaufnehmer am Unterstempel besitzen hingegen einen flachen, magnetischen Kopf. Dieser hält die Stempelspitze an der Unterseite der Matrize und gibt die Bewegung des Unterstempels durch eine Bewegung der Spulen relativ zum Kern wieder. Einzelheiten zur Installation und Kalibrierung des Wegmess-System wurden von Peter etabliert und ausführlich beschrieben [81].

3.2.4.3 Quecksilberporosimeter

Zur analytischen Porositätsbestimmung der Granulate wird ein Quecksilberporosimeter der Firma Thermo Finnigan (Waltham, USA), umbenannt in Thermo Fisher Scientific, verwendet. Das Porosimeter des Typs Pascal besteht sowohl aus einem Pascal 140 und einem Pascal 440, die unabhängig voneinander arbeiten.

Das Pascal 140 ist ausgestattet mit einer Vakuumpumpe, die zu Beginn der Messung das Probengefäß auf ca. 0,1 kPa evakuiert und dann mit Quecksilber füllt. Dieses Niederdruck-Porosimeter kann Intrusionsdrücke bis 400 kPa realisieren.

Das Pascal 440 dient als Hochdruck-Porosimeter. Im Anschluss an die Messung im Pascal 140 wird das Quecksilber hier mit Drücken bis 400 MPa in die Poren intrudiert.

Die Durckänderungsgeschwindigkeiten können wie in Kapitel 2.3.1 beschrieben einen Einfluss auf die Porenverteilung nehmen. Die Geschwindigkeit für den Druckaufbau des Pascals 140 wurde mit der Geschwindigkeit 7, für das Pascal 440 mit der Geschwindigkeit 6 festgelegt. Die Druckabbaugeschwindigkeiten wurden mit 7 und 9 festgelegt. Dieses entspricht einem Kompromiss zwischen Analysenzeit und der Analysengenauigkeit.

Zur Auswertung der erhaltenen Daten wird die zugehörige Win-Pascal Software (Version 1.05) verwendet. Die mit der Software erhaltenen Werte wurden im Anschluss um einen jeweils neu errechneten Elastizitätsfaktor korrigiert. Die Korrektur ist nötig, da eine elastische Verformung der Substanz während des

Druckaufbaues im Gerät zu überschätzten Porositätswerten führt. Für die Porositätsmessung der Granulate musste eine weitere Korrektur vorgenommen werden, die im Kapitel 4.4 beschrieben ist.

4 Ergebnisse & Diskussion

4.1 Einfluss auf die Wiederverpressung von Avicel durch Zusatz eines Hilfsstoffes

Im ersten Abschnitt des Ergebnisteiles werden die Trockengranulate aufgrund ihrer Tablettiereigenschaften (s. Kapitel 2.2) bewertet. Insbesondere der Vergleich zwischen Ausgangsware und granulierter Ware steht am Anfang im Mittelpunkt.

Die Festigkeit von Tabletten, so wird von Serno, Kleinebudde und Knop allgemein zusammengefasst [101], wird negativ durch die Trockengranulierung beeinflusst. Hier ist ein Nachteil in der Anwendung dieses Granulierverfahrens zu sehen. Besonders betroffen von der Verschlechterung der Tablettiereigenschaften durch die Trockengranulation scheinen plastisch verformbare Substanzen, wie z.B. MCC, zu sein. Da diese Substanzen die späteren Tabletteneigenschaften beeinflussen, ist es von großem Interesse, diese negative Eigenschaft des Granulationsverfahrens zu erkennen, und diese, wenn möglich, aufzuheben.

Schon Malkowska und Khan (1983) sowie Kochhar et al. (1994) zeigten, dass Zusätze von Hilfsstoffen zu einer MCC-Type Veränderungen in ihrem Tablettierverhalten bewirken können [60, 69]. In Anlehnung an diese Ergebnisse wurden, für die ersten Versuche in dieser Arbeit, jeweils 30% (m/m) des Avicel 105 durch andere Hilfsstoffe ausgetauscht.

4.1.1 Ausgangslage Avicel 105

Avicel 105 ist ein gutes Beispiel für die Verminderung der Tabletten-Bruchfestigkeit durch den Prozess des Trockengranulierens (Abb. 4.1.1-1). Das Avicelpulver zeigt eine sehr hohe Tensile Strength schon bei geringen Pressdrücken (s. 1P-Werte). Die Trockengranulate hingegen verlieren schon durch geringe Erhöhung des Kompaktierdruckes ihre Festigkeit. Mit Ausnahme der roten Linie (2P, Kompaktierdruck 50 MPa) kann aus keinem Granulat eine Tablette mit der Festigkeit gebildet werden, die das Komprimat besaß, aus dem es entstand. Jedoch selbst die Granulate die bei 50 MPa Kompaktierdruck hergestellt wurden, haben im Maximum nur eine TS von ca. 60% der Ausgangsware.

Ergebnisse & Diskussion

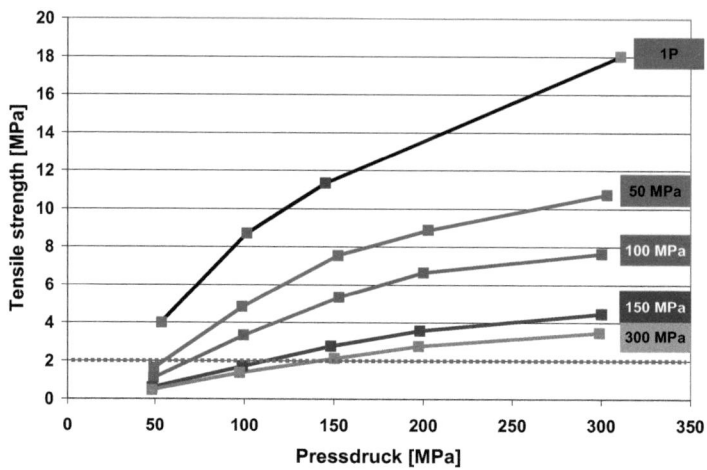

Abbildung 4.1.1-1 Kompaktibilität von Avicel 105 (1P) und den Trockengranulaten (2P)

Die gestrichelte rote Linie bei einer TS von 2 MPa soll die minimale Festigkeit von Tabletten für Produktionsabläufe darstellen. In den vielen Arbeitsschritten bei der Herstellung und Verpackung von Tabletten erfahren diese eine mechanische Beanspruchung, die eine grundsätzliche Festigkeit voraussetzt. Es wird deutlich, dass immer mehr Pressdruck in Abhängigkeit zum Kompaktierdruck aufgewandt werden muss, um diese Grenze zu erreichen.

Die Kompressibilität hingegen scheint unabhängig vom Granulationsprozess. Alle Kurven, ob 1P oder 2P, zeigen einen sehr ähnlichen Verlauf (Abb. 4.1.1-2). Die etwas höhere Verdichtung des Granulates mit 50 MPa Pressdruck, beruht auf der besseren Matrizenbefüllung aufgrund der verbesserten Fließeigenschaften des Granulates.

In der Abbildung 4.1.1-3 sehen wir die Zusammenfassung der ersten beiden Abbildungen. Die Tabletten werden je nach Vorbeanspruchung weicher, unterscheiden sich aber nicht in ihrer relativen Dichte. Das hat zur Folge, dass die Bindungsfähigkeit, die in Abb. 4.1.1-3 dargestellt ist, in Abhängigkeit zur Vorpresskraft, in den Granulaten abnimmt.

Ergebnisse & Diskussion

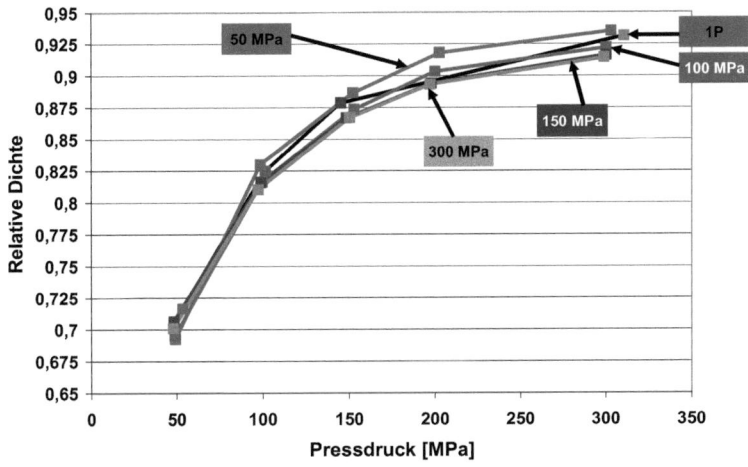

Abbildung 4.1.1-2   Kompressibilität von Avicel 105 (1P) und den Trockengranulaten (2P)

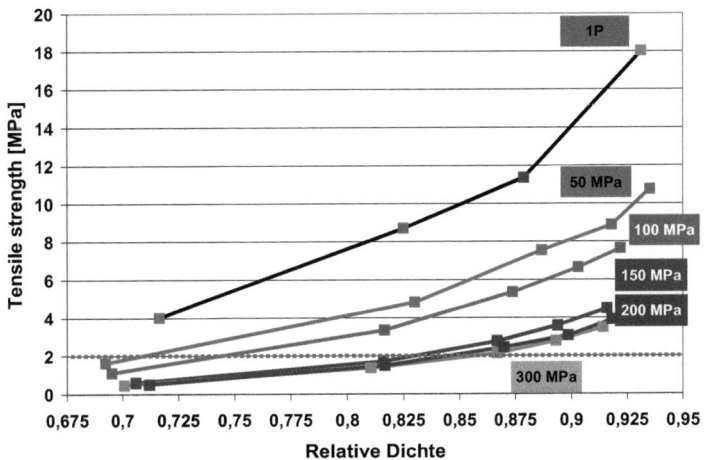

Abbildung 4.1.1-3   Bindungsfähigkeit von Avicel 105 (1P) und den Trockengranulaten (2P)

Leuenberger beschrieb 1982, dass die Widerstandsfähigkeit einer Tablette gegen eine äußere Kraft proportional zu der Anzahl an Bindungspunkten in ihr ist [64]. Er geht davon aus, dass in einem definierten Bereich einer Tablette eine Gesamtanzahl an möglichen Kontaktpunkten vorliegen, die entweder binden oder nicht binden.

$N_0 = N_+ + N_-$ Gl. 4.1-1 Gleichung aus [64]

N_0 Gesamtzahl möglicher Kontaktpunkte
N_+ Anzahl bindender Kontaktpunkte
N_- Anzahl nicht bindender Kontaktpunkte

Da die Substanz sich nicht ändert, legt dies die Schlussfolgerung nahe, dass die Anzahl an möglichen bindenden Kontaktpunkten durch die Trockengranulation vermindert wird.

Herting beschreibt in seiner Dissertation für die Abnahme des plastischen Fließverhaltens von MCC-Trockengranulaten ein ähnliches Phänomen. Seine Gründe, Partikelvergrößerung und Druckverfestigung gegenüber der Ausgangsware [50], lassen sich auf Leuenbergers Aussage über die Festigkeit in einer Tablette reduzieren.

Die Druckverfestigung der Granulate, die proportional zum angewandten Druck bei der Granulation steigt, stellt eine Abnahme der Bindungspunkte in der Substanz dar. Da MCC sich unter Druck plastisch verformt, ist das durch die Vergrößerung der RD mit Erhöhung des Pressdruckes auch nicht anders zu erwarten, denn einmal verbunden sind diese Bindungen sehr fest und kaum zu lösen. Gleiches gilt für eine Partikelvergrößerung der Granulate, die aufgrund einer Verringerung der spezifischen Oberfläche auch eine Verringerung der Partikelkontakte zur Folge hat.

4.1.2 Avicel 105 & Substanzen mit plastischem Deformationsverhalten

4.1.2.1 L-HPC 31

Die Mischung aus Avicel 105 und L-HPC 31 wird in ihren Eigenschaften stark vom MCC beeinflusst. Schon in den 1P-Werten zeigt sich, dass die Mischung sich ähnlich dem Avicel 105 verhält und nicht wie reines L-HPC31.

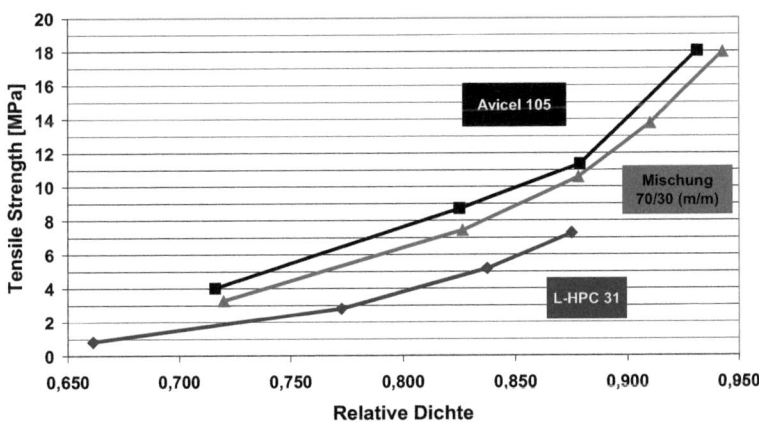

Abbildung 4.1.2-1   Bindungsfähigkeit von Avicel 105, L-HPC 31 und deren Mischung (1P)

Die Darstellung der Bindungsfähigkeit für die Erstverpressung gibt die Möglichkeit, alle untersuchten Parameter in einer Grafik zu erfassen. Hieraus wird deutlich, dass L-HPC nur maximal 60% der Festigkeit von Avicel 105 aufweist. Auch wird mehr Pressdruck benötigt, um auf eine gleiche Relative Dichte zu kommen.

Die Mischung hingegen zeigt gleiche Eigenschaften wie das Avicel 105. Kompaktibilität sowie Kompressibilität sind mit der Reinsubstanz nahezu identisch. Verwunderlich ist dieses, da in der Mischung 30% MCC zur Festigkeitsbildung fehlen. Auch die verminderte Kompressibilität des L-HPC scheint aufgehoben.

Bei der Erstverpressung scheint es zu einem Synergismus zu kommen, der durch eine ähnliche Korngröße ermöglicht wird. Beide Substanzen zeigen einen x_{50} von ca. 20 µm. Somit kann das L-HPC als MCC-Ersatz in die leeren Zwischenräume gelangen und der Tablette Festigkeit geben.

Aufgrund der Ähnlichkeit der 1P-Daten überrascht es nicht, dass die Graphen der Wiederverpressung keine gravierenden Unterschiede zu den Graphen aus Kapitel 4.1.1 zeigen.

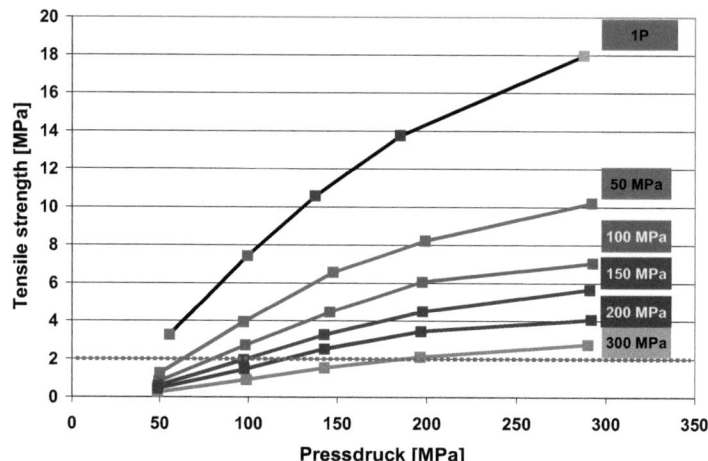

Abbildung 4.1.2-2   Kompaktibilität von Avicel/L-HPC Mischung (70/30) und seinen Trockengranulaten

In Abbildung 4.1.2-2 ist zu erkennen, dass die Kompaktibilitäten in Abhängigkeit des zur Herstellung aufgewandten Pressdruckes geringer werden. Die Werte bewegen sie sich im Bereich von reinem Avicel, d.h. es ist kein positiver Effekt in der Wiederverpressung zu erzielen. Eher ist sogar eine Verschlechterung bei sehr hohen Vorpressdrücken (300 MPa) zu resümieren.

Ein leichter Abwärtstrend ist auch bei den Relativen Dichten zu sehen. Diese liegen nicht so nah an den 1P-Werten wie bei reinem Avicel 105, jedoch auch nicht weit genug auseinander, um Unterschiede darauf zu begründen. In Abbildung 4.1.2-4 würden ansonsten die Graphen Im Falle gleicher RD aufeinander fallen.

Aufgrund dieser Ergebnisse kann festgestellt werden, dass durch die Zumischung von L-HPC und wahrscheinlich auch durch Zumischung anderer plastisch verformbarer Substanzen nur ein positiver Effekt auf die Erstverpressung zu erzielen ist. Die Wiederverpressung hingegen wird nicht positiv beeinflusst. Die Abbildung 4.1.2-4 zeigt daher keine positiven Veränderungen.

Ergebnisse & Diskussion

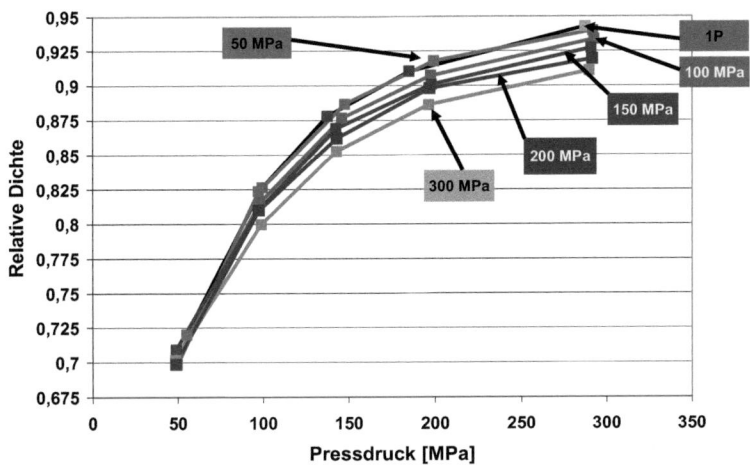

Abbildung 4.1.2-3 Kompressibilität von Avicel/L-HPC Mischung und Trockengranulaten

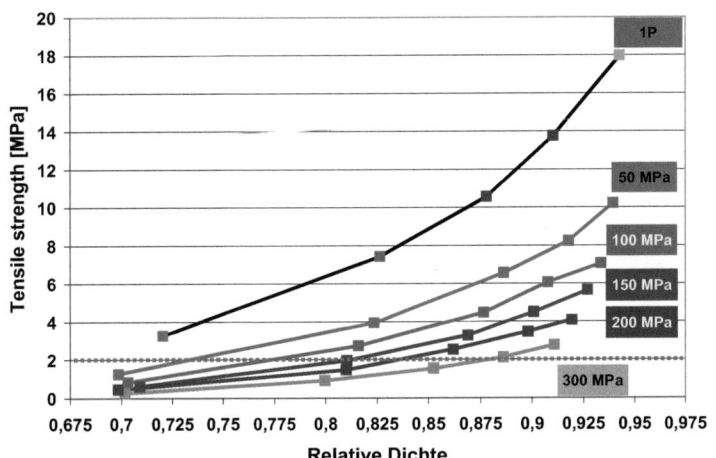

Abbildung 4.1.2-4 Bindungsfähigkeit von Avicel/L-HPC Mischung (70/30) und Trockengranulaten (2P)

Aus diesem Grund wurden keine weiteren Versuche in dieser Richtung unternommen.

4.1.3 Avicel 105 & Substanzen mit elastischem Deformationsverhalten

4.1.3.1 Maisstärke

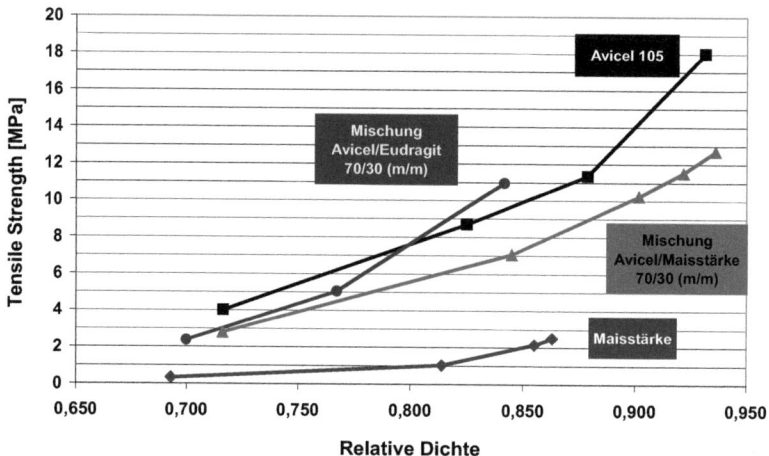

Abbildung 4.1.3-1 Bindungsfähigkeit von Avicel 105, Maisstärke, deren Mischung und der Mischung von Avicel mit Eudragit RS PO (1P)

Die Maisstärke zeigt bei der Verpressung im Gegensatz zum L-HPC-31 eine sehr geringe eigene Festigkeit. Es ist daher nicht verwunderlich, dass die Mischung mit Avicel an Festigkeit in der Erstverpressung verliert. Der Zusammenhang zwischen dem Verlust der Festigkeit und der Zusammensetzung der Mischung scheint aber nicht linear zu sein.

Als elastische Substanz zeigt Maisstärke eine geringere Relative Dichte als Avicel 105. Besonders ausgeprägt ist es bei Pressdrücken über 100 MPa (Abb. 4.1.3-1). Die maximale Verdichtung für Maisstärke liegt weit unter einer RD von 0,9, während die RD für Avicel deutlich darüber liegt. Bei der Mischung beider Substanzen würde man nun erwarten, dass auch hier die RD geringer wird, aber in Abbildung 4.1.3-1 ist dies nicht zu erkennen. Man ist sogar eher dazu geneigt, eine höhere Verdichtung für die Erstverpressung der Mischung zu postulieren.

Dass solche Phänomene auftreten, wurde schon von Veen et al. [115] beschrieben. Sie untersuchten die Tensile Strength von Tabletten mit unterschiedlichem Verdichtungsverhalten. Dabei fanden sie heraus, dass Mischungen von Natriumchlorid und vorverkleisterter Kartoffelstärke eine geringere Tensile Strength ergaben, als von den Reinsubstanzen interpoliert wurde, die Rückdehnung jedoch unterschätzt wurde. Dieses spiegelt zwar nicht die Ergebnisse wider, zeigt aber, dass das Verdichtungsverhalten nicht additiv verlaufen muss.

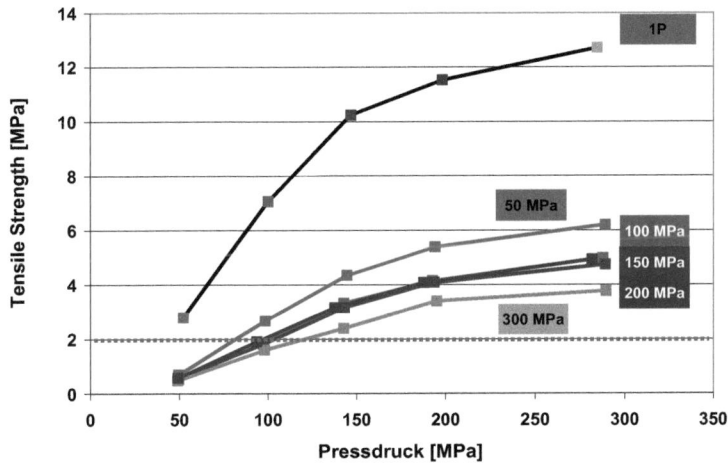

Abbildung 4.1.3-2   Kompaktibilität von Avicel/Maisstärke (70:30) 1P und den Trockengranulat (2P)

Die Wiederverpressung der Avicel/Maisstärke-Mischung (70:30) zeigt ein anderes Verhalten, als reines MCC. In Abbildung 4.1.3-2 ist zwar noch immer eine vom Pressdruck abhängige Verringerung der Festigkeit der Tabletten zu erkennen, jedoch unterscheiden sich die Granulate von 100 bis 200 MPa nicht in dieser Eigenschaft. Hier scheint durch ihren elastischen Anteil Energie der Erstverpressung zum Schutze des Avicels aufgenommen worden zu sein. Eine Steigerung in der TS ist jedoch nur für Granulate mit 200 MPa zu erkennen. Dass bei 300 MPa keine Steigerung mehr zu erkennen ist, liegt an dem Deformationsverhalten der Maisstärke, welches bei über 200 MPa von elastischem in plastisches übergeht.

Bei der Relativen Dichte gibt es einen minimalen Unterschied zwischen Pulver und Granulat. Das Granulat zeigt eine verminderte Kompressibilität, wobei diese aber unabhängig vom Herstellungsdruck ist. Da die Relative Dichte anhand der Tablettenvolumina „out of die" ermittelt wurde, ist die Verringerung der Relativen Dichte aber zu erwarten gewesen. In diesen Tabletten herrscht ein größeres elastisches Potential, als in reinen Aviceltabletten. Dieses konnte aufgrund der starken Bindeeigenschaften des Avicel bei der Erstverpressung unterdrückt werden.

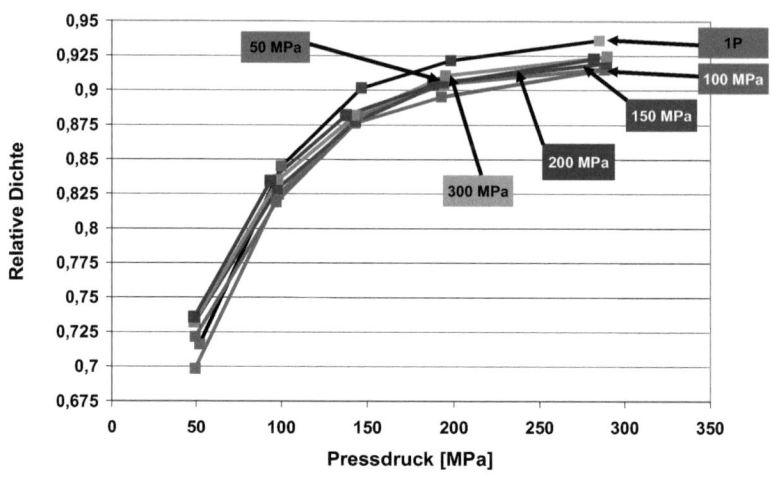

Abbildung 4.1.3-3 Kompressibilität von Avicel/Maisstärke (70:30) 1P und Trockengranulat (2P)

Durch die Vorbehandlung des Pulvers durch die Tablettierung sinkt diese Bindefähigkeit schon bei geringem Druck ab und kann die Rückdehnung nicht mehr in dem Maße unterdrücken, wie die Ausgangsware. Das spiegelt sich in höheren Tabletten und, dadurch bedingt, kleineren Relativen Dichten wider.

In der Abbildung 4.1.3-4 ist zusammenfassend zu sehen, dass elastische Materialien die gewünschte Tendenz zeigen, unabhängig von der Vorpresskraft, ähnliche Tabletteneigenschaften bei der Wiederverpressung zu generieren. Tabletten aus den Granulaten hergestellt bei 100 – 200 MPa zeigen nur geringe Unterschiede in Ihrer Bindungsfähigkeit. Die TS der Tabletten ist jedoch im Falle der Mischung aus Avicel/Maisstärke geringer, als die von purem Avicel 105 und daher nicht optimal.

Da die Maisstärke zwischen 200 und 300 MPa eine Änderung im Deformationsverhalten vollzieht, wurde diese Substanz für spätere Versuche durch Eudragit RS PO ersetzt. Dessen elastisches Deformationsverhalten wurde unter anderem in der Dissertation von Christian beschrieben [16].

Ergebnisse & Diskussion

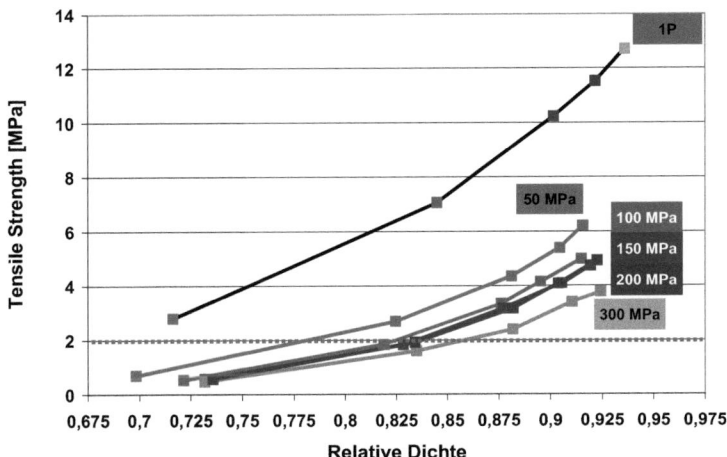

Abbildung 4.1.3-4 Bindungsfähigkeit von Avicel/Maisstärke (70:30) 1P und den Trockengranulaten (2P)

Ebenfalls zeigt Christian die schlechte Festigkeit von reinen Eudragit-Tabletten, welche denen von reiner Maisstärke entspricht. Der Vorteil von Eudragit RS PO ist, dass sich das Deformationsverhalten über den untersuchten Druckbereich konstant zeigt.

4.1.3.2 Eudragit RS PO

Die Mischung aus Avicel 105 und Eudragit RS PO zeigt in der Abbildung 4.1.3-1 ein etwas anderes Verhalten als die Mischung mit Maisstärke. Die Datenpunkte, die bei den Pressdrücken 50, 100 und 300 MPa erzeugt wurden, zeigen eine bessere Bindungsfähigkeit für die Mischung als für reines Avicel in der Erstverpressung. Dieser Eindruck wird durch die sehr geringe Relative Dichte der Mischung hervorgerufen. Für den Datenpunkt bei 300 MPa zeigt die Mischung mit RS PO eine Relative Dichte von ca. 0,84. Diesen Wert erreicht reines Avicel bzw. die Mischung mit Maisstärke schon bei 100 MPa Pressdruck (Abb. 4.1.3-1).

Die Tensile Strength der Tabletten von ca. 10 MPa ist hingegen für einen Pressdruck von 300 MPa im Bereich der Mischung mit Maisstärke, eher sogar geringer, wird aber durch die grafische Auswertung etwas verzerrt.

Ergebnisse & Diskussion

Der Unterschied zwischen Maisstärke und Eudragit RS PO ist hauptsächlich in der Partikeldichte zu suchen. Während der Wert der Maisstärke mit 1,4945 g/cm³ ähnlich dem von Avicel 105 ist, hat das Eudragit eine Partikeldichte von 1,1879 g/cm³. Das bedeutet, dass in einer Mischung 70/30 (m/m) das Eudragit einen größeren Volumenanteil ausmacht im Vergleich zu Maisstärke. Dieses Mehr an elastischem Hilfsstoff scheint das Gerüst, welches in der Mischung von Avicel und Maisstärke eine Rückdehnung verhindert, aufzubrechen und kann somit bei höherem Pressdruck immer noch Presslinge mit hohen Porositäten aufweisen.

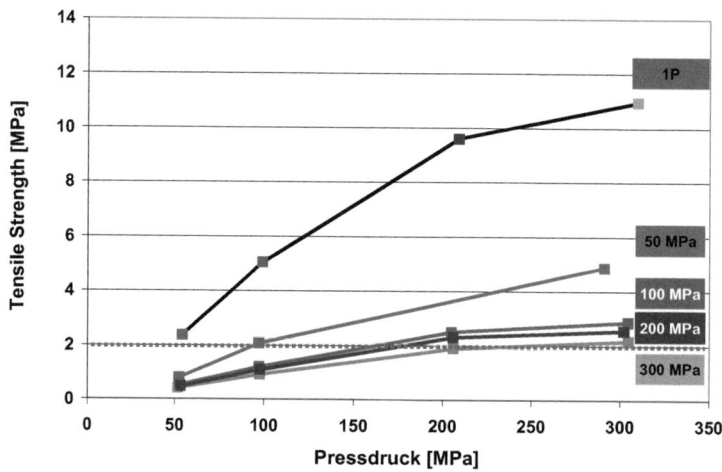

Abbildung 4.1.3-5   Kompaktibilität einer Avicel/Eudragit RS PO Mischung (70/30) 1P und seiner Trockengranulate (2P)

Trotz der vergleichsweise hohen Porosität bei der Erstverpressung zeigen die Tabletten der Granulate schlechte Kompaktibilitäten. Die Werte sind niedriger als für z.B. reines Avicel oder der Mischung aus Avicel und Maisstärke. Dabei scheint auch nicht zu helfen, dass die Granulate eine höhere Kompressibilität aufweisen. Es wurde erwartet, dass durch eine höhere Kompressibilität die Granulate näher zu einander kommen und dadurch mehr Bindungen untereinander aufgebaut werden können. Dieses sollte sich dann in einer höheren Festigkeit zeigen.

Ergebnisse & Diskussion

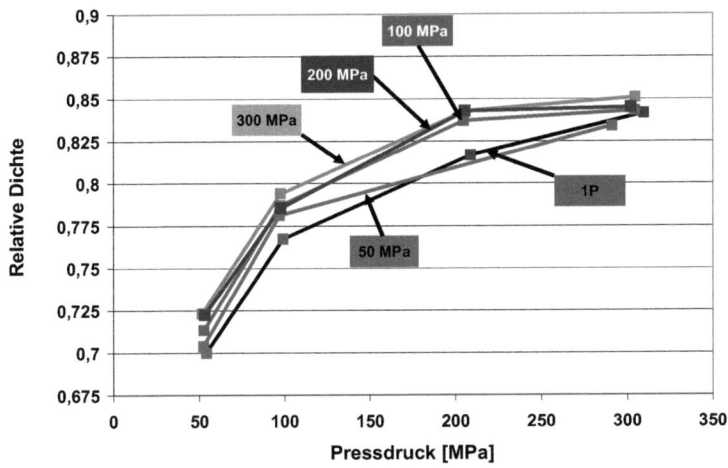

Abbildung 4.1.3-6 Kompressibilität einer Avicel/Eudragit RS PO Mischung (70/30) (1P) und seiner Trockengranulate (2P)

Das einzig Positive an der Mischung MCC mit Eudragit RS PO scheint, ähnlich der Mischung mit Maisstärke, dass der angewandte Pressdruck bei der Herstellung der Granulate ab 100 MPa keinen nennenswerten Einfluss auf die untersuchten Granulateigenschaften zu haben scheint. Jedoch ist in diesem Fall die Festigkeit der Tabletten noch geringer als mit dem Zusatz von Maisstärke und der war schon geringer als bei reinem Avicel.

Beide elastischen Substanzen zeigen, dass durch sie eine gewisse Unabhängigkeit vom angewandten Pressdruck zu den Granulateigenschaften erzeugt werden kann. Beide Mischungen verlieren aber an Festigkeit und sind dadurch nicht produktionsrelevant. Der größere Verlust der Tensile Strength für die Mischung Avicel/Eudragit ist auf den höheren Volumenanteil des Eudragits zurück zu führen. Einerseits steht hier weniger Avicel für Bindungen zur Verfügung, andererseits bildet mehr elastisches Material ein Mehr an elastischer Rückdehnung, bzw. mehr innere Kraft gegen die Form eines Komprimates. Mögliche Bindungen innerhalb der Tabletten aus den Trockengranulaten könnten durch diese elastische Rückdehnung wieder zerstört werden.

Ergebnisse & Diskussion

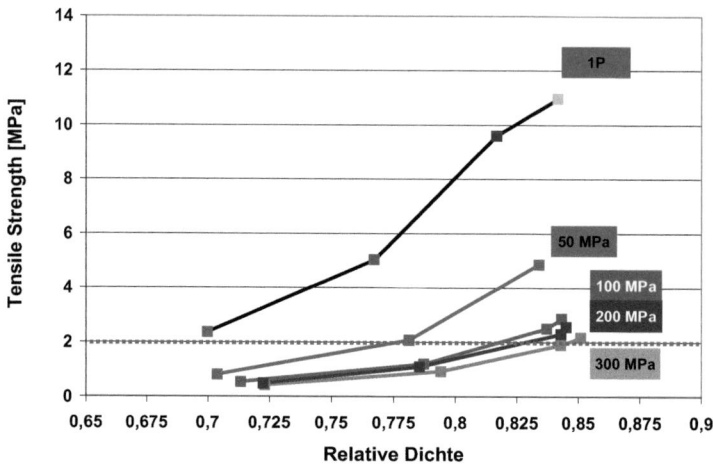

Abbildung 4.1.3-7 Bindungsfähigkeit einer Avicel/Eudragit RS PO Mischung (70/30) (1P) und seiner Trockengranulate (2P)

4.1.4 Avicel 105 & Substanzen mit sprödbrüchigem Deformationsverhalten

4.1.4.1 Di-Cafos PA

Di-Cafos PA ist, wie man der Abbildung 4.1.3-1 entnehmen kann, ungeeignet für die Direkttablettierung. Die Bindungsfähigkeit ist noch schlechter als bei reiner Maisstärke. Es wird deshalb vorwiegend in der Feuchtgranulation angewandt. Wie schon an den vorherigen Mischungen beobachtet, ist auch hier die Festigkeit der Mischung Avicel/Di-Cafos bei der Erstverpressung geringer ist als bei reinem Avicel. Anders als bei der Maisstärke wird die Relative Dichte bei dieser Mischung vom Di-Cafos beeinflusst. Sie ist nicht so gering wie bei reinem Di-Cafos PA, jedoch deutlich geringer als bei reinem Avicel.

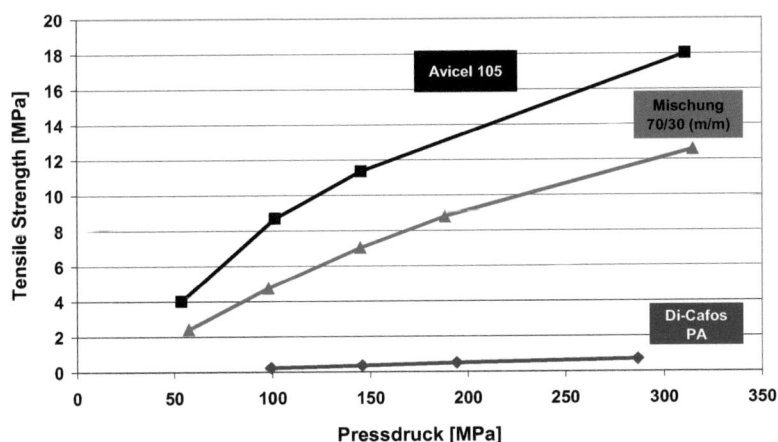

Abbildung 4.1.4-1   Bindungsfähigkeit von Avicel, Di-Cafos PA und der Mischung (70/30) 1P

Dieses trifft jedoch nicht auf die Daten bei 50 MPa Pressdruck zu. Da dieser Wert ähnlich dem Wert vom reinen Avicel ist, scheint hier das Di-Cafos PA noch keinen Einfluss zu haben. Bedingt ist das Ganze durch die unterschiedliche Korngröße. Da Avicel ca. um den Faktor 5 größer ist, müssen diese Partikel beim Verdichten zuerst aufeinander stoßen. Die Relative Dichte bei 50 MPa Pressdruck scheint also noch nicht ausreichend, um die Calciumphosphat Partikel zu verdichten.

Den Einfluss auf die Kompressibilität verliert das Di-Cafos durch die Trockengranulation nicht. Abbildung 4.1.4-3 zeigt, dass die Trockengranulate sich weniger stark verdichten lassen, als die Ausgangsmischung und sogar als die Granulate hergestellt aus reinem Avicel.

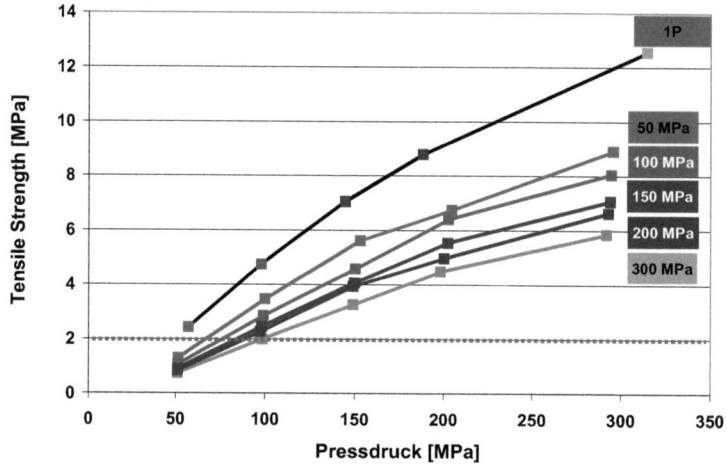

Abbildung 4.1.4-2 Kompaktibilität einer Mischung Avicel/Di-Cafos PA (70/30) 1P und seiner Trockengranulate (2P)

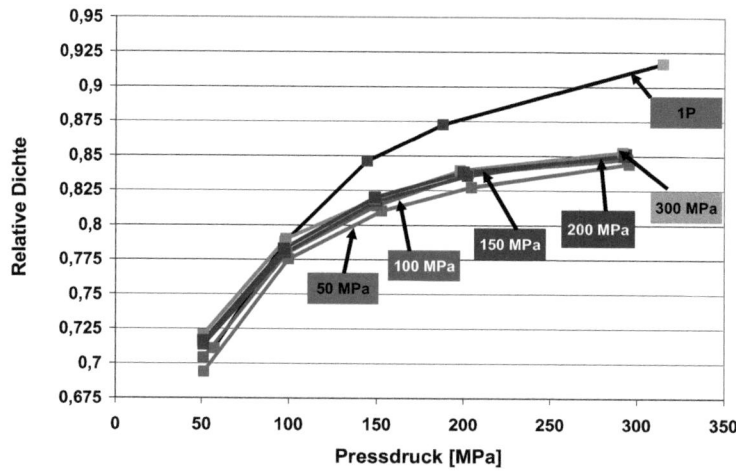

Abbildung 4.1.4-3 Kompressibilität einer Avicel/Di-Cafos PA Mischung (70/30) 1P und seiner Trockengranulate (2P)

Viel interessanter ist jedoch die Tatsache, dass die Tabletten aus den Trockengranulaten, obwohl sie poröser sind, die höchsten Festigkeiten aufweisen. Dieses trifft nicht nur im Vergleich mit den anderen Mischungen zu, sondern auch im Vergleich mit den Granulaten aus reinem Avicel ab einer Vorpresskraft von 100 MPa. Auch der Abfall in der Festigkeit zwischen den einzelnen Granulaten ist zwar vorhanden, aber nicht so ausgeprägt wie bei Avicel bzw. der Mischung aus Avicel und L-HPC.

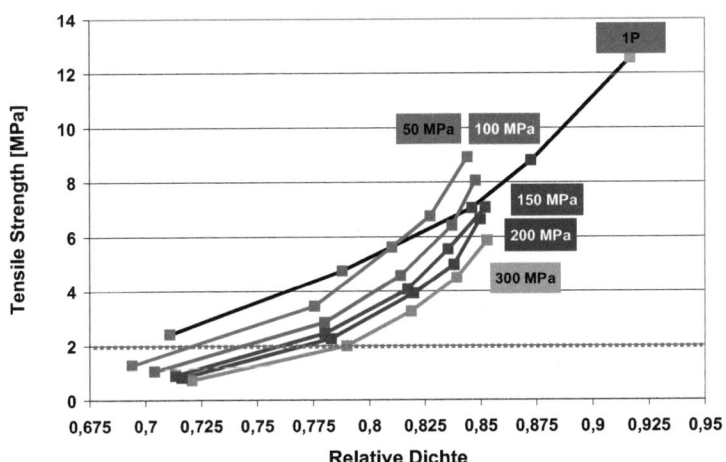

Abbildung 4.1.4-4   Bindungsfähigkeit einer Avicel/Di-Cafos PA Mischung (70/30) 1P und seiner Trockengranulate (2P)

Es scheint sogar in Anlehnung an Abbildung 4.1.4-4, dass die Trockengranulation die Bindungsfähigkeit der Mischung erhöht. Jedoch sollte man sich zuvor die Abbildung 4.1.4-2 noch einmal anschauen. Die Tabletten aus den Trockengranulaten verlieren Festigkeit in Abhängigkeit zum Kompaktierdruck, d.h. nach Leuenberger, dass weniger Bindungspunkte vorliegen, und somit die Bindungsfähigkeit nicht steigen kann.

4.1.5 Fazit

Durch Zusatz von Hilfsstoffen mit verschiedenen Deformationseigenschaften lässt sich die Wiederverpressung von Avicel Trockengranulaten beeinflussen. Dieses bemerkten auch Malkowska & Khan sowie Kochhar et al. in ihren Versuchen [60, 69]. Beide Gruppen arbeiteten mit Avicel 102, Starch 1500 und einer direkttablettierbaren

Calciumphosphatvariante. Während Malkowska und Khan ein Dihydrat verwendeten, gebrauchten Kochhar et al. ein Anhydrat.

Sie stellten übereinstimmend fest, dass diese Art der Granulation einen negativen Effekt auf die Festigkeit der aus dem Granulat hergestellten Tabletten hat. In allen Fällen war die Festigkeit der Ausgangsware höher, als die der Granulate. Das belegen auch die oben gezeigten Daten. In dieser Arbeit ist weiterhin zu sehen, dass der Zusatz von Di-Cafos PA zum Avicel 105 einen positiven Effekt auf die Festigkeit bei Wiederverpressung ausübt.

Kochhar et al. konnten in ihren Versuchen auch Vorteile für Mischungen aus 75% MCC und 25% DCP bzw. 25% Starch 1500 aufzeigen. Aus den Granulaten dieser beiden Mischungen ließen sich nicht nur härtere Tabletten als mit den Reinsubstanzen oder anderen Mischungen erzeugen, sondern auch eine höhere Festigkeit der Komprimate aus den Pulvermischungen, als die der Komprimate aus den Reinsubstanzen.

Dieses konnte mit den in dieser Arbeit verwendeten Substanzen nicht belegt werden. Jeder Zusatz eines neuen Hilfsstoffes zum Avicel 105 setzte seine Festigkeit herab. Duberg & Nyström bestätigen diese Daten mit ihren „Studies on direct compression of tablets" [29]. Dabei untersuchten sie zwar nur die Direkttablettierung von Avicel 105, stellten aber auch hier eine Abnahme der Festigkeit durch Zusatz anderer Hilfsstoffe fest. Daher scheint dieses Phänomen ein MCC-Typen abhängiges und damit korngrößenspezifisches zu sein. Aus diesem Grund ist auch die Überlegung, dass alleine eine Festigkeitszunahme in der Erstverpressung zur besseren Festigkeit in der Wiederverpressung führt, so wie es Kochhar et al. andachten, hier als unzureichend dargestellt. Die Mischung Avicel 105 und Di-Cafos PA hatte eine geringere Tensile Strength bei der Erstverpressung, aber festere Tabletten bei der Wiederverpressung.

Malkowska & Khan bauten ihre Versuchsreihe etwas anders auf. Sie untersuchten die Einflüsse der Druckhaltezeit auf die Granulate und versuchten über die angewandte Arbeit auf das Ausgangspulver Vorhersagen über die Granulate zu erstellen. Sie stellten dabei heraus, dass die unterschiedlichen Granulate einer Substanz oder einer Mischung bei gleichem Pressdruck auf die gleiche Dichte komprimiert werden. Das wird auch aus den Daten in diesem Abschnitt deutlich. Die Relativen Dichten unterscheiden sich leicht zu den Ausgangswerten, da hier, anders als bei Malkowska & Khan, schlecht fließende Ausgangsware benutzt wurde, die durch die Granulation eine große Änderung der Fließeigenschaften und dadurch der Matrizenbefüllung erfährt. Die Granulate der einzelnen Substanzen und Mischungen hingegen zeigen unabhängig vom Pressdruck der Erstverpressung alle ein ähnliches Relative Dichte-Pressdruck Profil, mit Ausnahme der Mischung Avicel/L-HPC.

4.2 Variation des Calciumphosphates

Wie sich im Kapitel zuvor erwies, scheint die Zugabe von Calciumphosphaten die Wiederverpressung von Avicel positiv zu beeinflussen. Sichtet man die Literatur nach Ergebnissen zu einer solchen binären Mischung, stößt man auf unterschiedlichsten Zusammensetzungen. Wells und Langridge empfehlen für die Direkttablettierung einen Anteil von 10-33% an Calciumphosphat, schreiben aber im Ergebnisteil, dass sie eine Formulierung mit 33% Calciumphosphat favorisieren würden [120].

Niedriger fallen die Calciumphosphat-Anteile für die Direkttablettierung bei den Versuchen von Garr und Rubinstein, sowie Castillo-Rubio und Villafuerte-Robles aus [14, 38]. Während bei Garr und Rubinstein ein Zusatz von 25% Calciumphosphat die Tabletten mit der höchsten Festigkeit ergeben, finden Castillo-Rubio und Villafuerte-Robles diese für 18%. Ähnliche Empfehlungen liest man auch in Artikeln, die sich mit der Kompaktierung beschäftigen. Malkowska und Khan zeigen in ihren Versuchen, dass die geringste Friabilität bei Tabletten aus Kompaktaten mit 33% DCP erhalten wurden [69]. Dies ist eine indirekte Möglichkeit um auf die Festigkeit zu schließen. Kochar et al. hingegen fand solche Ergebnisse für einen Anteil von 25% DCP [60].

Noch unübersichtlicher als die Empfehlungen für die Zusammensetzung der Mengenanteile in einer solchen Mischung ist die große Anzahl von Calciumphosphaten, die sich auf dem Hilfsstoffmarkt befindet. Grob einteilen lassen sich diese in eine Dihydrat- und eine Anhydrat-Gruppe. In diesen Gruppen finden sich dann Di- bzw. Tricalciumvarianten unterschiedlichster Herstellungsverfahren. Es gibt Pulver, Agglomerate und sprühgetrocknete Produkte. Schmidt und Herzog haben Anfang der 90er Jahre eine kleine Aufstellung gemacht und erste Unterschiede in deren Eigenschaften aufgeführt [94, 95].

In diesem Abschnitt soll nun untersucht werden, ob es für die Zusammen-setzung der Mischung aus MCC:DCP ein besseres Mischungsverhältnis gibt. Des Weiteren soll untersucht werden, ob nicht andere Calciumphosphate noch besser für die Trockengranulierung geeignet sind. Bei den Untersuchungen mit anderen Calciumphosphat-Typen wurden bewusst nur Anhydrate von Dicalciumphosphaten verwendet, um Einflüsse durch unterschiedliche Kristallwassermengen zu vermeiden.

4.2.1 Mengenverhältnis MCC:DCP

4.2.1.1 Erstverpressung

Untersucht wurden Mischungsverhältnisse von 10, 30 und 50% Di-Cafos PA mit Avicel 105. Mischungen mit größerem Anteil an DCP wurden aufgrund der Ergebnisse aus den oben erwähnten Artikeln nicht hergestellt, da in allen Versuchen ab einem Anteil von 50% Calciumphosphat der Einfluss nicht mehr als positiv zu bewerten war [14, 38, 60, 120].

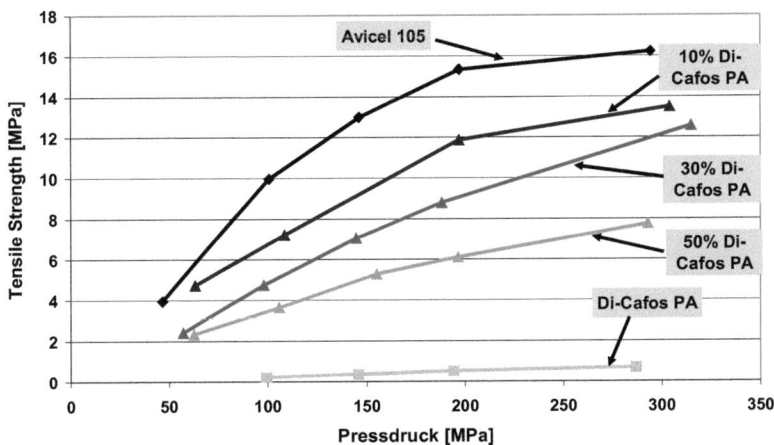

Abbildung 4.2.1-1 Kompaktibilität von verschiedenen MCC:DCP Mischungen 1P

Schon ein Zusatz von 10% Di-Cafos PA senkt die Festigkeit gegenüber reinem Avicel 105 um mehr als die zugegeben 10%. Der Verlust der Festigkeit wird mit zunehmendem Calciumphosphat Anteil immer gravierender. Dabei ist dieses nicht so unerwartet, da Di-Cafos PA, wie in Abbildung 4.2.1-1 gezeigt, kaum eigene Festigkeit aufweist. Es ist aber auch zu erkennen, dass kein linearer Zusammenhang zwischen den Tensile-Strength-Werten und dem Mischungsverhältnis auf Anhieb zu finden ist. In den Aufnahmen mit dem Rasterelektronenmikroskop ist der Grund für die geringer werdende Festigkeit zu erkennen.

Ergebnisse & Diskussion

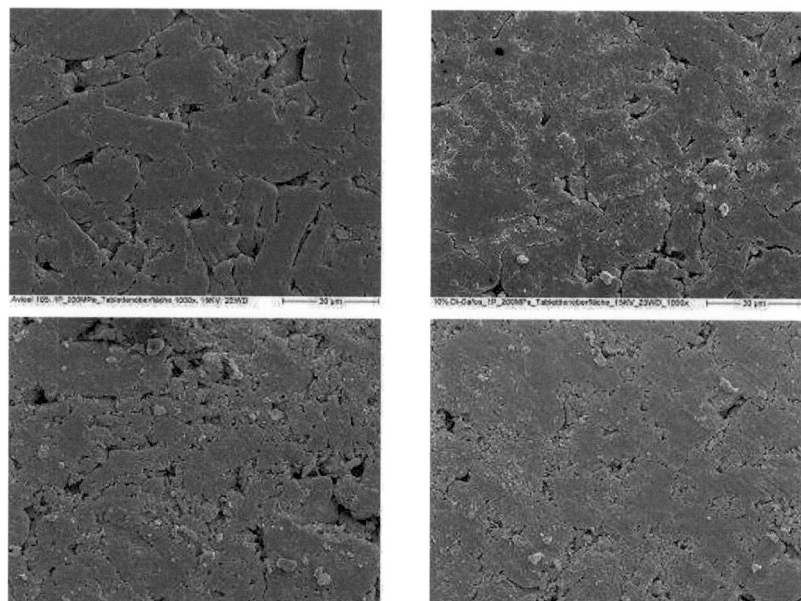

Abbildung 4.2.1-2 REM Aufnahmen von Tablettenoberflächen verschiedener MCC:DCP Mischungen bei 200 MPa Pressdruck, aufsteigender DCP Anteil 0, 10%, 30%, 50% von links oben nach rechts unten 1000-fache Vergrößerung

Reines Avicel bildet ein Geflecht aus Partikeln die durch den Pressdruck ineinander übergehen und sogar unter Verlust der Partikelform verschmelzen. Je größer dieses Geflecht, desto größer ist die Widerstandsfähigkeit gegenüber dem radialen Bruch. Dieses Verhalten ist typisch für eine plastisch deformierende Substanz. Die Aufnahme der Tablettenoberfläche mit 10% Di-Cafos PA zeigt schon nicht mehr ein so ausgeprägtes Geflecht. Hier sind noch mehr Grundstrukturen zu erkennen. Ab einem Zusatz von 30% Di-Cafos PA tritt das Calciumphosphat sogar an die Tablettenoberfläche. In dieser Oberfläche wechseln sich Bereiche mit mehr oder weniger MCC ab. Sie scheinen aber immer noch miteinander Verbunden. Da die Kontaktflächen des Avicels durch das Calciumphosphat untereinander minimiert werden, nimmt auch die Festigkeit immer mehr ab. Bei 50% Di-Cafos PA scheinen die Calciumphosphat-Partikel im Überschuss vorzuliegen. Hier werden einzelne MCC Bereiche durch das Calcium isoliert und somit das Gesamtgerüst der Tablette geschwächt. Dadurch, dass sich das Di-Cafos PA zwischen die Avicel-Partikel einlagert und einen Kontakt verhindert, sollte auch die Relative Dichte mit Zusatz von Di-Cafos PA abnehmen.

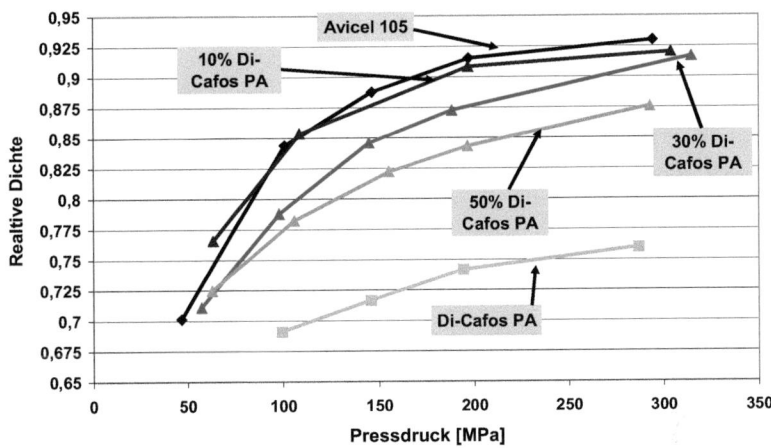

Abbildung 4.2.1-3 Kompressibilität von MCC:DCP Mischungen (1P)

Die Abbildung 4.2.1-3 gibt dieses wie erwartet wieder. Je mehr Calciumphosphat in der Mischung vorhanden ist, desto geringer ist die Relative Dichte bei gleichem Pressdruck. Die Kompressibilität der 10%igen Mischung scheint sich hingegen hauptsächlich noch vom Verhalten des Avicels abzuleiten. Erst ab Pressdrücken größer 100 MPa gibt es eine kleine Differenz in den Werten.

Die Zunahme der Porosität mit Erhöhung des DCP Anteiles innerhalb der Tabletten ist auch durch REM-Aufnahmen zu belegen. In der Abbildung 4.2.1-4 sind Bruchkanten von Tabletten (150 MPa) der einzelnen Mischungen dargestellt. Während bei reinem Avicel und auch größtenteils bei der Mischung mit 10% Di-Cafos PA durchgängige Flächen zu erkennen sind, sind auf den anderen Aufnahmen immer wieder Lücken und einzelne Calciumphosphat-partikel zu erkennen.

Di-Cafos PA hindert also die Pulvermischung daran, sich verdichten zu lassen. Dabei ist das nicht wirklich überraschend, da Di-Cafos PA als sprödbrüchige Substanz gekennzeichnet und eine hohe Yield Pressure, d.h. einen hohen Widerstand gegen Verdichtungsvorgänge aufweist.

Ergebnisse & Diskussion

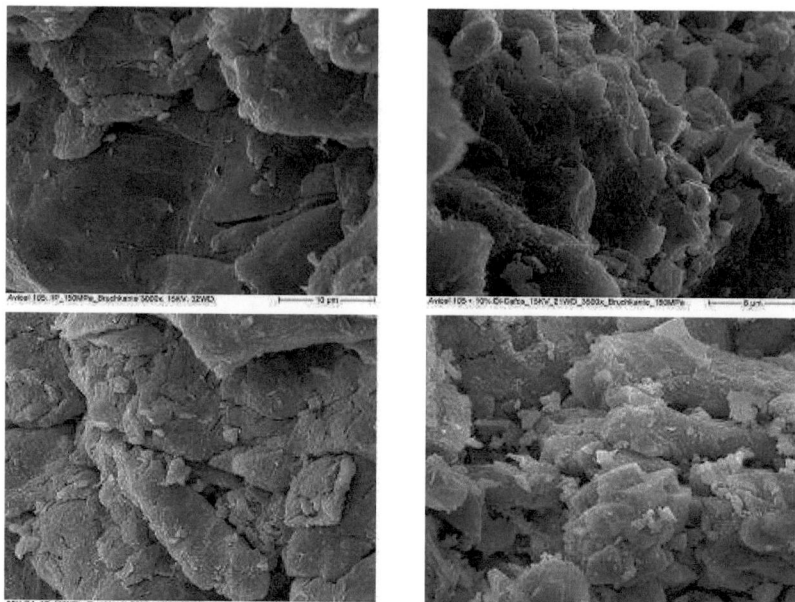

Abbildung 4.2.1-4 REM-Aufnahmen der Bruchkanten von Tabletten gepresst bei 150 MPa mit ansteigendem MCC:DCP Verhältnis, von oben links nach unten rechts (0, 10%, 30%, 50%); 3000-fache Vergrößerung

Ein nicht so zu erwartendes Ergebnis liefert uns hingegen die Grafik über die Bindungsfähigkeit der MCC:DCP Mischungen. In der Abbildung 4.2.1-5 ist zu erkennen, dass sich die Mischungen mit 10% bzw. 30% Di-Cafos PA sehr ähnlich verhalten. Bei gleicher Relativer Dichte haben die Tabletten gleiche Tensile-Strength-Werte. Das Ganze ist deshalb unerwartet, da 20% weniger MCC in der zweiten Mischung vorhanden ist und somit weniger MCC zur Festigkeit beitragen kann. Dies gilt besonders, nachdem die Graphen von reinem Avicel und Avicel mit einem minimalen Zusatz von 10% so große Differenzen zeigen.

Da auch die Zugabe von 50% Di-Cafos die Bindungsfähigkeit nur gering verschlechtert, bei gleicher Relativer Dichte, ist der Verlust der Bindungsfähigkeit hauptsächlich auf die geringere Kompressibilität der Mischungen bei gleichem Pressdruck zurückzuführen und nicht auf ein Fehlen des Avicel105.

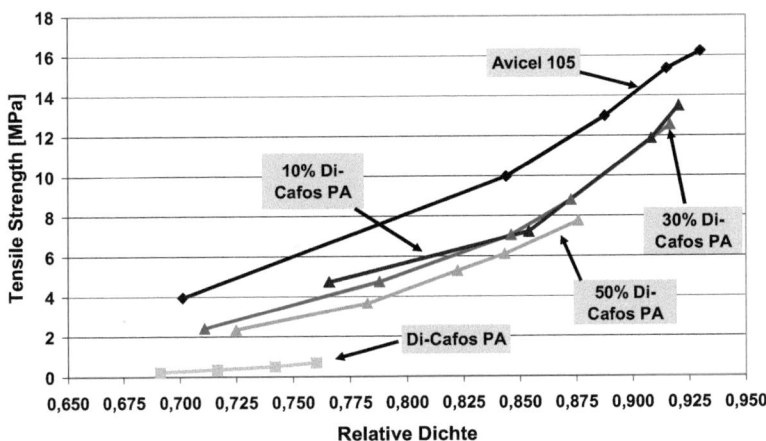

Abbildung 4.2.1-5 Bindungsfähigkeit von MCC:DCP Mischungen 1P

4.2.1.2 Wiederverpressung

Obwohl die 1P-Werte für die Mischungen mit 10% und 30% Di-Cafos sehr ähnlich waren, zeigt sich in der Wiederverpressung ein anderes Bild. Dargstellt werden hier die Graphen von Tabletten, deren Ausgangsmaterial bei 200 MPa Pressdruck hergestellt wurde (Abb. 4.2.1-6 bis 8).

Aus beiden Granulaten lassen sich Tabletten mit einer höheren Festigkeit als aus reinem Avicel herstellen. Jedoch ist dies bei der 10%igen Mischung nur minimal.

So wie der Zusatz von 10% Di-Cafos PA zu wenig erscheint, um das Avicel zu schützen, hindert zu viel Di-Cafos PA das MCC daran, sich bei der Wiederverpressung zusammenzulagern. Darauf deuten die Aufnahmen mit dem Rasterelektronenmikroskop hin (Abb. 4.2.1-9).

Ergebnisse & Diskussion

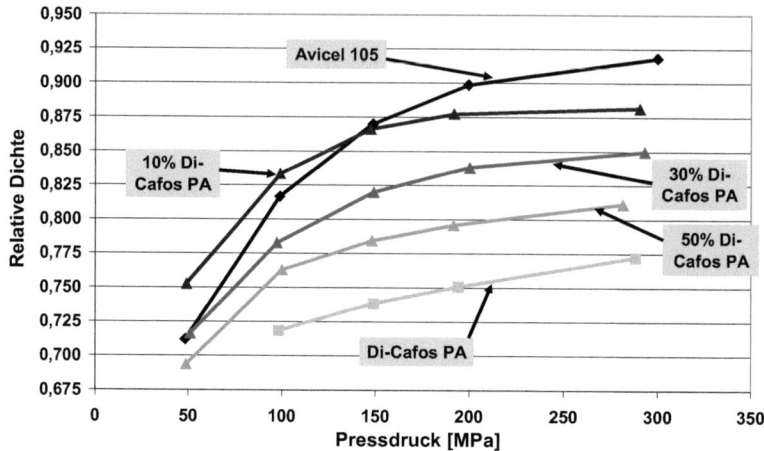

Abbildung 4.2.1-6 Kompaktibilität von Granulaten aus unterschiedlichen MCC:DCP Mischungen, hergestellt bei 200 MPa

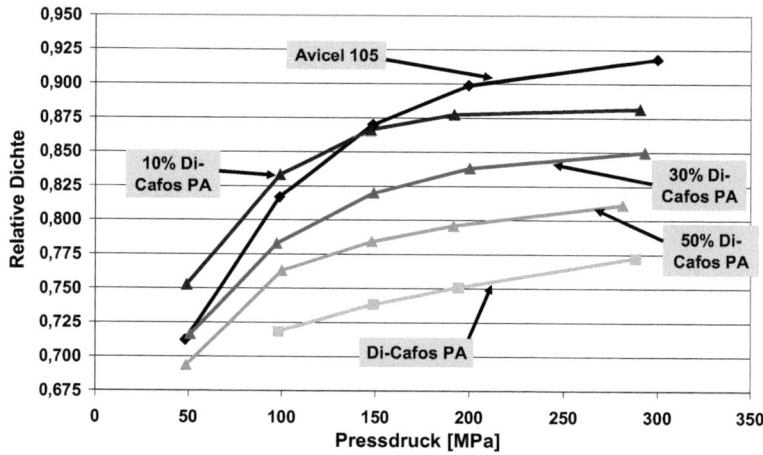

Abbildung 4.2.1-7 Kompressibilität von Granulaten aus unterschiedlichen MCC:DCP Mischungen hergestellt bei 200 MPa

Der Zusatz von Di-Cafos PA scheint jedoch immer noch einen großen Einfluss auf die Kompressibilität der Granulate zu haben. Je mehr Di-Cafos in der Mischung, desto geringer sind auch die Werte für die Relative Dichte bei gleichem Pressdruck auch in der Wiederverpressung. Es bestand die Möglichkeit, dass sich durch den Sprödbruch die Calciumphosphat-Partikel zerkleinern und sich dadurch die Mischung besser verdichten lässt, als bei der Erstverpressung.

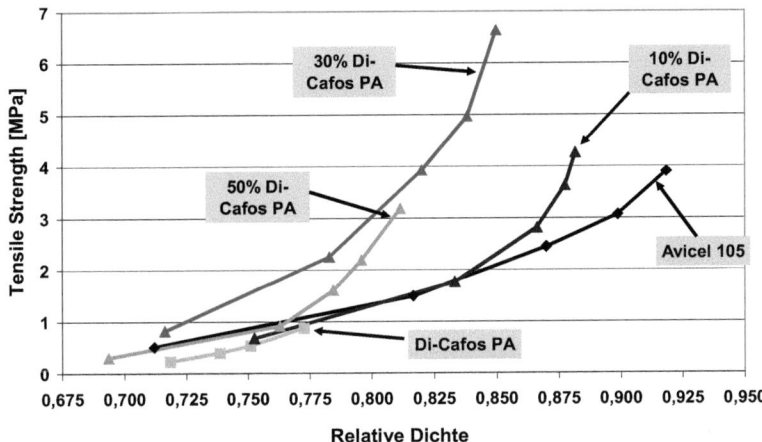

Abbildung 4.2.1-8 Bindungsfähigkeit von Granulaten aus Mischungen von MCC:DCP hergestellt bei 200 MPa

Das bedeutet für die Bindungsfähigkeit, wie in Abbildung 4.2.1-8 zu sehen, dass die Mischung mit 30% Di-Cafos am besten abschneidet. Bei gleicher Relativer Dichte hat die Mischung mit 30% Di-Cafos immer die beste Festigkeit. Jedoch scheint jede von den drei Mischungen eine maximale mögliche Verdichtungsgrenze zu haben, die mit zunehmendem Anteil an Di-Cafos PA weiter zu geringeren Porositäten verschoben wird.

Dadurch ist zu vermuten, dass das Avicel bei 50% Zusatz von Di-Cafos zwar gut geschützt wird, es sich jedoch nicht wieder so weit verdichten lässt, damit die Avicel Partikel miteinander eine Bindung eingehen können.

In REM-Aufnahmen ist die Zunahme der Porosität mit höherem Di-Cafos-Anteil gut zu erkennen. Mit steigendem Calciumphosphat-Anteil sind immer mehr Bereiche mit Löchern und Höhlen zwischen den MCC Partikeln sichtbar, die mit Calciumphosphatpartikeln gefüllt sind. Es ist nicht auf Anhieb erklärbar, wie das erste Bild in der zweiten Reihe von einer Tablette stammen kann, die eine Festigkeit von 6,5 MPa aufweist, jedoch lässt sich bei näherem Hinsehen mutmaßen, dass hier viele kleine Partikel über insgesamt mehr Bindungspunkte verfügen, als es bei reinem Avicel der Fall ist.

Ergebnisse & Diskussion

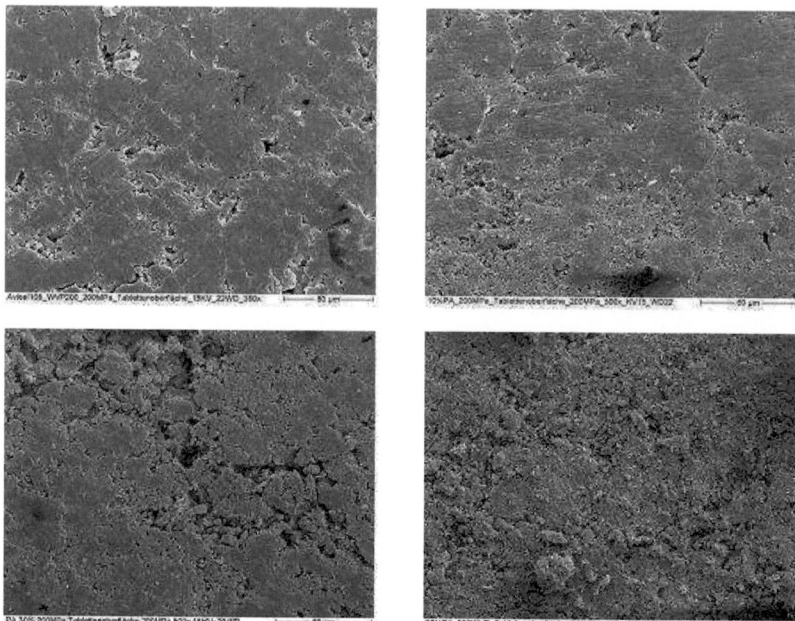

Abbildung 4.2.1-9 Tablettenoberflächen von Tabletten bei 200 MPa aus Granulaten von verschieden MCC:DCP Mischungen, hergestellt bei 200 MPa. Steigender DCP-Anteil von oben links nach unten rechts (0, 10%, 30%, 50%)

4.2.2 Di-Calciumphosphat Anhydrat Typen

Di-Cafos PA ist eine pulverförmige und dadurch sehr feine Variante aus dem Bereich der Calciumphosphate. Sie entsteht durch Vermahlung einer gröberen Stufe. Diese Variante wurde nach Gesprächen mit dem Hersteller mit dem Di-Cafos A gleichgesetzt.

In der Direkttablettierung werden hingegen gerade die größeren Calciumphosphat-Agglomerate eingesetzt. Klassische Beispiele sind Emcompress-Anhydrat und Di-Cafos AN. Durch ihre Korngröße zeigen sie gute Fließeigenschaften und eine gute Bindungsfähigkeit. Im Unterschied zum Di-Cafos PA zeigen daraus hergestellte Tabletten durchaus eine Tensile Strength von über 4 MPa [94, 95]. Seit Ende der 90er Jahre etabliert sich in weiten Teilen der Pharmabranche das Fujicalin in der Direkttablettierung. Es ist eine sprühgetrocknete Variante, die durch den speziellen Herstellungsprozess ein anderes Deformationsverhalten zeigt. Versuche die in unserem Institut dazu durchgeführt wurden, wurden von Heinemann erstmalig 2002 präsentiert [46]. Weiterführende Versuche zeigten, dass Fujicalin aus zu Kugeln zusammen gelagerten, ca. 2 µm kleinen Calciumphosphat-Kristallen besteht (Abb.3.1.2-1), die während der Kompression aneinander abgleiten und dadurch ein plastisches Deformationsverhalten verbunden mit sehr hohen Festigkeiten zeigen.

In den folgenden Abschnitten wird nun untersucht, ob eine Änderung der Calciumphosphat-Type eine Verbesserung der bis dato gefundenen Ergebnisse zur Folge hat.

4.2.2.1 Vergleich handelsüblicher Calciumphosphate

Zum Vergleich werden die oben aufgeführten Varianten, wie das Di-Cafos PA, in einer Mischung im Verhältnis 70/30 (m/m) gemischt. Ausnahme ist hier das Di-Cafos A, welches hier nicht zum Einsatz kam. Da Di-Cafos AN und Emcompress sehr ähnliche Werte lieferten, wurde hier der Übersichtlichkeit halber nur die Werte vom Di-Cafos AN dargestellt, diese gelten aber gleichwohl auch für das Emcompress.

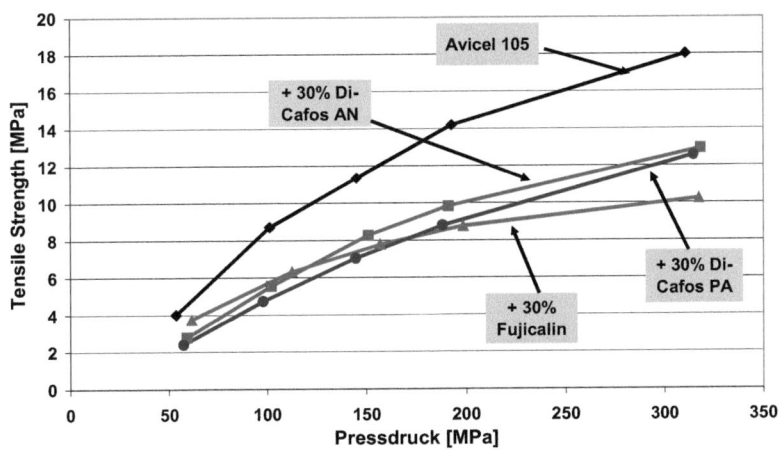

Abbildung 4.2.2-1   Kompaktibilität von Mischungen mit Avicel und verschiedenen Calciumphosphaten (70/30) 1P

Den Vorteil, den die anderen Calciumphosphate für die Direkttablettierung mitbringen, nämlich dass sie einer Tablette Festigkeit geben können, ist in Abbildung 4.2.2-1 nicht mehr zu erkennen.

Ergebnisse & Diskussion

Alle drei Mischungen zeigen eine geringere Festigkeit als reines Avicel, wobei die Mischung mit Fujicalin die geringste Festigkeit aufweist. Da reines Fujicalin in der Direkttablettierung Tensile-Strength-Werte von über 10 MPa erreicht, scheint es in dieser Zusammensetzung nicht negativ beeinflusst zu werden.

Der Unterschied der verschiedenen Calciumphosphate in der Mischung mit Avicel105 wird erst bei Betrachtung der Kompressibilität deutlich. In dieser Beziehung nimmt das Di-Cafos PA eine Sonderstellung gegenüber den beiden anderen Calciumphosphaten ein.

		Di-Cafos PA	Di-Cafos A	Di-Cafos AN	Emcompress Anhydrat	Fujicalin
Partikeldichte	g/cm³	2,8985	2,8693	2,8709	2,8152	2,8707
Partikelgröße mittels Laserbeugung	X_{10} (µm)	0,89	34,93	55,64	28,75	62,36
	X_{50} (µm)	3,72	67,11	157.97	157,54	134,60
	X_{90} (µm)	19,84	100,56	280,75	276,10	209,90

Tabelle 4.2-1   Kenngrößen der unterschiedlichen Calciumphosphate

Sowohl die Pulvermischung mit Di-Cafos AN, als auch die mit Fujicalin, lassen sich nicht gut verdichten. Da aber Bindungen nur zwischen Partikeln, die nah beieinander sind, entstehen, muss das der Grund für die unter den Erwartungen liegenden Tensile-Strength-Werte sein.

Dabei scheint die Begründung für die schlechte Kompressibilität in der Korngröße zu liegen. In Tabelle 4.2-1 sind die Partikeldichten, als auch die Korngrößen notiert. Da die Dichten sehr ähnlich sind, kann ein höherer Volumenanteil als Grund für die höhere Porosität ausgeschlossen werden.

Ergebnisse & Diskussion

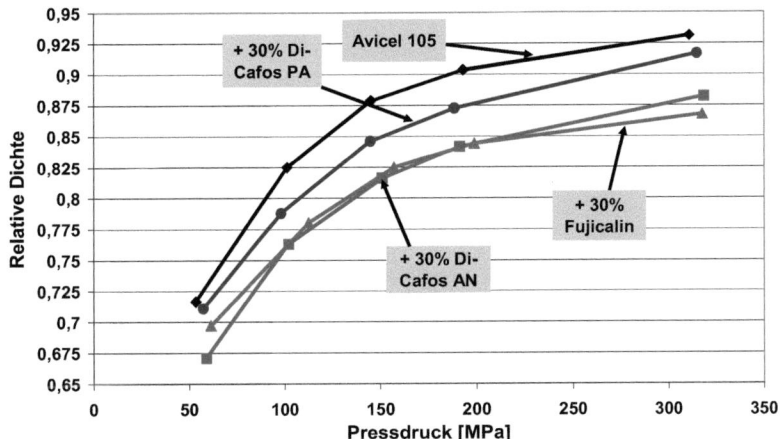

Abbildung 4.2.2-2 Kompressibilität von Mischungen mit Avicel und verschiednen Calciumphosphaten (70/30) 1P

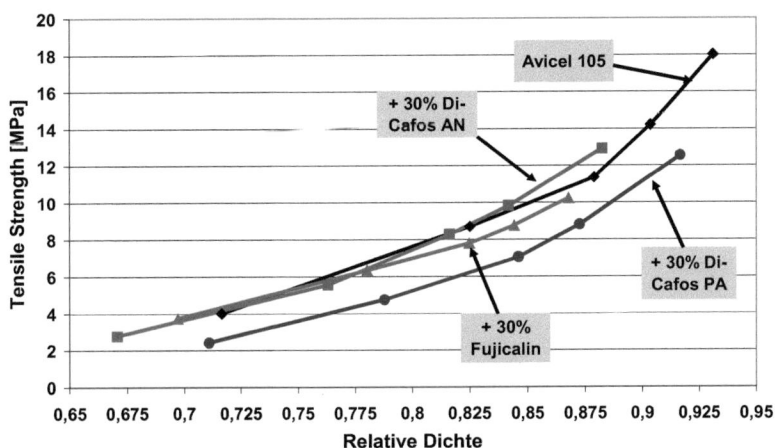

Abbildung 4.2.2-3 Bindungsfähigkeit von Mischungen mit Avicel und verschiedenen Calciumphosphaten (70/30) 1P

Die Abbildung zur Bindungsfähigkeit stellt die Mischung mit Di-Cafos PA weiterhin als etwas Besonderes heraus. Sowohl reines Avicel, als auch seine Mischungen mit Di-Cafos AN und Fujicalin zeigen ähnliche Werte. Die Bindungsfähigkeit vom Avicel scheint also im Ganzen nicht von den Zusätzen beeinflusst zu werden. Sie verringern, wie gezeigt, nur die Kompressibilität.

Di-Cafos PA, welches einen nicht so ausgeprägten Widerstand gegen die Kompressibilität zeigt, hat einen negativen Effekt auf die Bindungsfähigkeit von Avicel. Dieses muss jedoch als Schutzmechanismus für das vorhandene Avicel bewertet werden, da diese Mischung bei der Wiederverpressung wesentlich besser abschneidet, als reines Avicel.

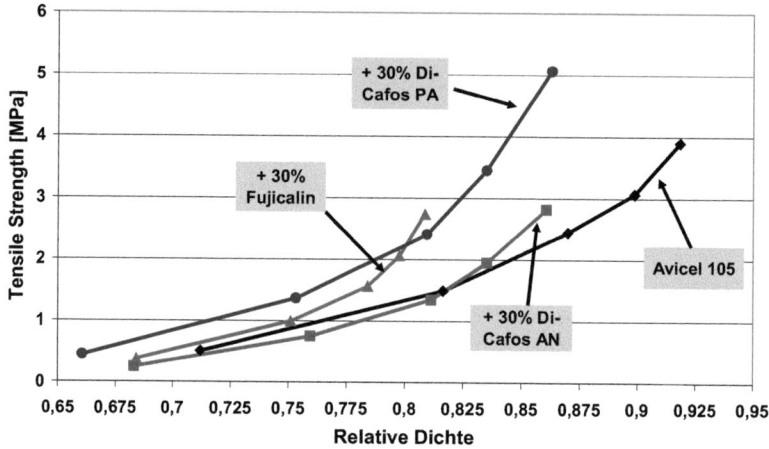

Abbildung 4.2.2-4 Bindungsfähigkeit von Granulaten aus Avicel und verschiedenen Calciumphosphaten (70/30) hergestellt bei 200 MPa Pressdruck

Auch Fujicalin muss gemäß der Abbildung 4.2.2-4 ein Einfluss auf die Wiederverpressung eingeräumt werden. Jedoch ist die maximale Tensile Strength bei 300 MPa immer noch geringer als für reines Avicel und daher nicht von praktischen Belangen. Es bleibt nicht aus, auch hier, wie für das Di-Cafos PA, eine maximale Relative Dichte anzunehmen, die unterhalb der von Avicel ist.

4.2.2.2 Vergleich verschiedener Siebfraktionen von Di-Cafos A

Da die Korngröße der Calciumphosphate einen Einfluss zu haben scheint, sollte dieses genauer untersucht werden. Da Di-Cafos A dem Ausgangsprodukt vor Vermahlung zu Di-Cafos PA ähnelt, wurde dieses als grobes PA angenommen. Di-Cafos PA ist durch den Mahlprozess so fein, dass hier keine weitere sinnvolle Klassierung durchgeführt werden konnte (Tabelle 4.2.-1).

Das Di-Cafos A wurde mit Hilfe von Sieben in die Korngrößenklassen 45-100 µm und >100 µm aufgeteilt. So standen für diese Versuchsreihe das Di-Cafos PA (x_{50} = ca. 5

µm), Di-Cafos A mit 45-100 µm und Di-Cafos A mit einer Korngröße von >100 µm zur Verfügung, welche wie gehabt mit Avicel 105 im Verhältnis 70/30 (m/m) im Turbula-Mischer 15 min. gemischt wurden.

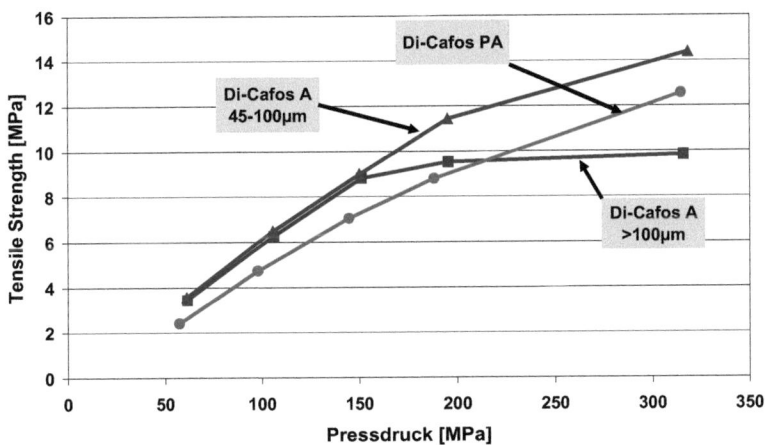

Abbildung 4.2.2-5   Kompaktibilität von Avicel/Di-Cafos Mischungen (70/30) 1P

Abbildung 4.2.2-5 zeigt erwartungsgemäß, dass kleinere Partikel die festeren Produkte ergeben. Dabei ist zu beobachten, dass die Mischung mit den Di-Cafos A-Partikeln >100 µm bis ca. 150 MPa Pressdruck gleiche Tensile Strength-Werte ergibt, wie bei kleineren Di-Cafos A Partikeln, dann jedoch ein Limit erreicht scheint, welches bei den Partikeln mit der Größe bis 100 µm fehlt. Da die Kompressibilität der beiden Mischungen ebenfalls sehr ähnlich verläuft (Abb. 4.2.2-7), scheinen große Partikel Sollbruchstellen in den Presslingen zu erzeugen, die bei ähnlicher Belastung die Tablette bevorzugt zerbrechen lassen. Dabei scheint es nicht zu helfen, dass bei größerem Pressdruck die Partikel noch weiter zusammen geschoben werden.

Der Unterschied in der Festigkeit, welcher die Avicel/Di-Cafos PA Mischung nicht so fest erscheinen lässt wie die Mischung mit Di-Cafos A, ist in der unterschiedlichen Kompressibilität der beiden Substanzen begründet.

Ergebnisse & Diskussion

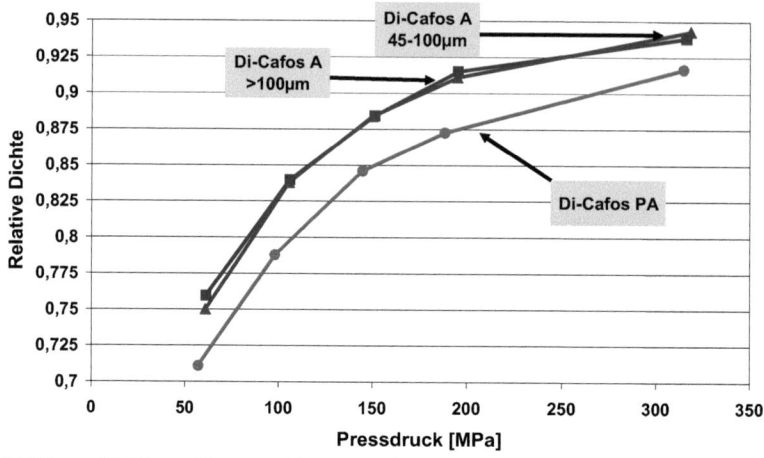

Abbildung 4.2.2-6   Kompressibilität von MCC/DCP Mischungen 70/30 (m/m) 1P

Durch den Mahlprozess, den Di-Cafos PA im Gegensatz zum Di-Cafos A noch durchläuft, wird es so stark strapaziert, dass es sich der Verdichtung stärker widersetzt als Di-Cafos A. Gleichwohl bleibt die Bindungsfähigkeit der Mischung davon unberührt. In Abbildung 4.2.2-7 scheint sogar ein Ranking der Mischungen nach Korngröße möglich.

In der Wiederverpressung zeigen auch die Mischungen, die die kleineren Calciumphosphat-Partikel beinhaltet, die besseren Werte für die Bindungsfähigkeit. Dabei zeigt die Avicel/Di-Cafos A-Mischung mit den kleineren Partikeln nur minder schlechtere Tensile Strength Werte als die Mischung mit Di-Cafos PA, diese sind aber zu höheren Relativen Dichten verschoben. Große Partikel in einer Mischung mit Avicel 105 zeigen wiederum keinen bzw. einen minimalen Einfluss auf die Wiederverpressung, da reines Avicel auch TS-Werte um 4 MPa liefert.

Der Unterschied liegt hier also auch nur in der Kompressibilität der Trockengranulate. Wenn aber eine bessere Kompressibilität in der Wiederverpressung nicht zu besseren Ergebnissen führt, kann man davon ausgehen, dass in diesem Fall weniger der Calciumphosphat-Typ, als die Korngröße und damit besonders für die Erstverpressung von Bedeutung, die Partikelanzahl von Bedeutung ist. Je mehr

Ergebnisse & Diskussion

Partikel vorhanden sind, umso mehr MCC-Bindungen werden unterbunden und stehen somit für eine Wiederverpressung zur Verfügung.

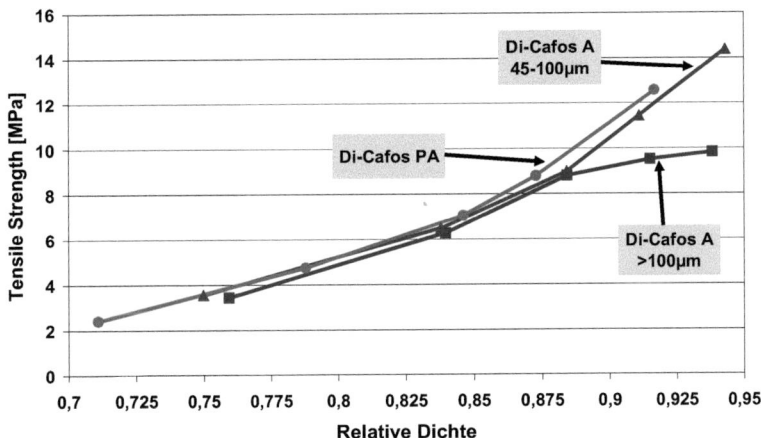

Abbildung 4.2.2-7 Bindungsfähigkeit von Avicel/Di-Cafos Mischungen 70/30 (m/m) 1P

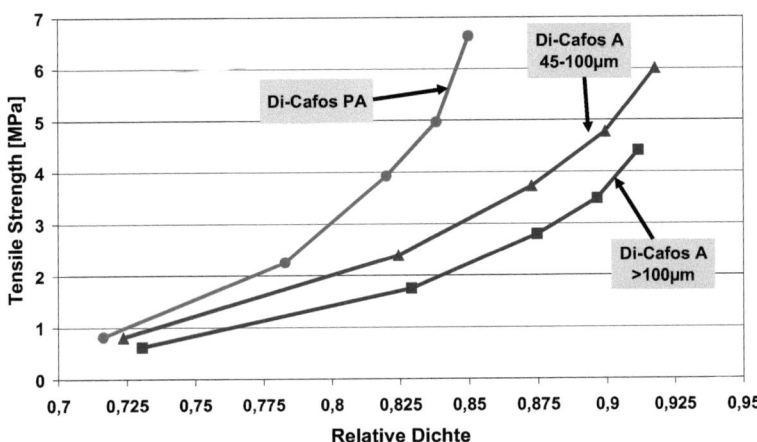

Abbildung 4.2.2-8 Bindungsfähigkeit von Granulaten aus Avicel /Di-Cafos 70/30 (m/m) hergestellt bei 200 MPa Kompaktierdruck

4.2.2.3 Gemahlenes Di-Cafos AN

Da vielleicht der Mahlvorgang die Unterschiede zwischen dem Di-Cafos A und dem Di-Cafos PA hervorruft, sollte versucht werden, ob andere, vorher nicht für die Wiederverpressung geeignete Calciumphosphate, so aufgearbeitet werden können, dass diese nun auch der Trockengranulierung mit Avicel 105 zugänglich sind.

Alderbon und Nyström stellten 1982 in einer Versuchsreihe einen Einfluss der Änderung der Partikelform und -oberfläche durch das Zermahlen auf die Tensile Strength von Tabletten fest. Jedoch galt dieses nur für plastisch deformierende Substanzen. Sprödbrüchige Substanzen zeigten sich hierdurch wenig beeinflusst und ergaben gleiche TS-Werte [3].

Als Beispielsubstanz wurde Di-Cafos AN gewählt, welches mit einer Hammermühle zerkleinert wurde. Danach wurde ein Grobanteil über 100 µm abgesiebt. Die Korngrößenverteilung vor und nach dem Mahlprozess ist in Abb. 4.2.2-9 zu sehen.

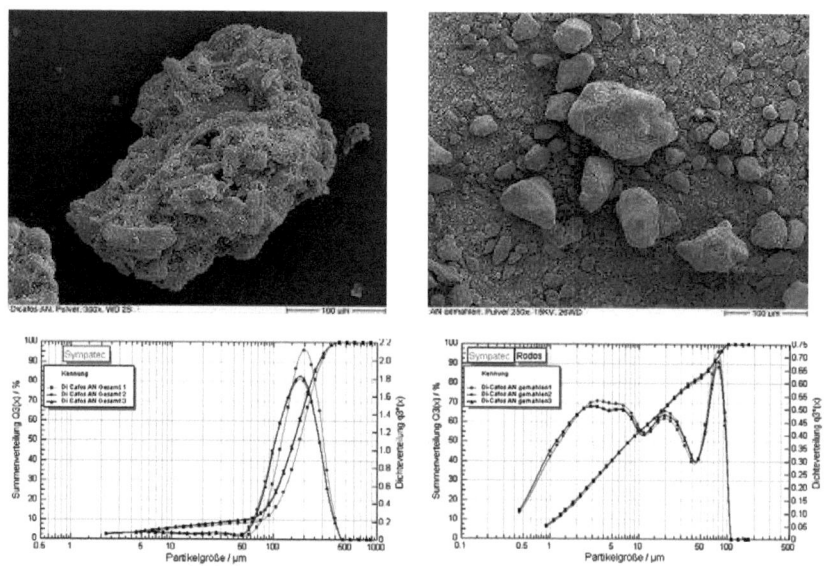

Abbildung 4.2.2-9 REM Aufnahmen und Korngrößenverteilungen von normalem und gemahlenem Di-Cafos AN

Auf den REM-Bildern lässt sich der Effekt eines Mahlvorganges gut erkennen. Während die Ausgangsware eher eckig und teils porös ist, sieht das Pulverkorn nach dem Mahlprozess rund und verdichtet aus.

Die Daten zeigen hingegen nicht den gewünschten Einfluss des Mahlprozesses. Gemahlenes Di-Cafos AN lässt sich nahezu genau so gut verdichten wie ungemahlenes. Es erreicht sogar die gleichen Tensile-Strength- Werte in der Erstverpressung. Damit ist hier noch kein Effekt sichtbar und die Ergebnisse von Alderborn und Nyström [3] wurden bestätigt. Eigentlich wurde erwartet, dass der Graph für die Mischung aus Avicel und gemahlenem Di-Cafos AN sich dem Verlauf der Mischung mit Di-Cafos PA annähert. Doch das ist hier nicht der Fall.

Einen kleinen Effekt können wir in der Wiederverpressung beobachten. Hier verhält sich das gemahlene Di-Cafos AN etwas besser als das ungemahlene. Dieser Effekt fällt aber geringer aus als bei Di-Cafos PA und entspricht nicht den Erwartungen. So bleibt zu konstatieren, dass entweder das Mahlverfahren nicht geeignet war oder das gemahlene Di-Cafos AN eine zu weite Partikelgrößenverteilung aufweist.

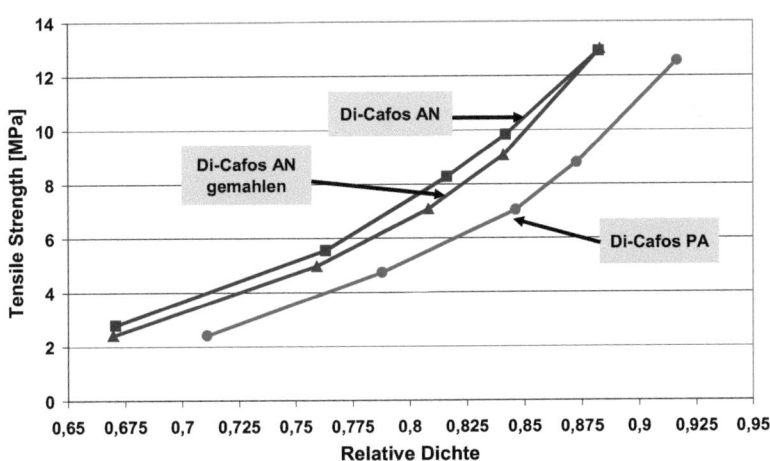

Abbildung 4.2.2-10   Bindungsfähigkeit von Avicel/Di-Cafos PA und AN Mischungen 1P

Ergebnisse & Diskussion

Begründungen für die Verbesserung der Wiederverpressung finden wir in dem Kapitel zuvor. Das gemahlene Di-Cafos AN liegt in einer engeren Partikelgrößenverteilung vor. Dieses hat, wie vorher schon beschrieben, einen positiven Effekt auf die Wiederverpressung. Dieses scheint daher unabhängig vom Calciumphosphat-Typ zu sein.

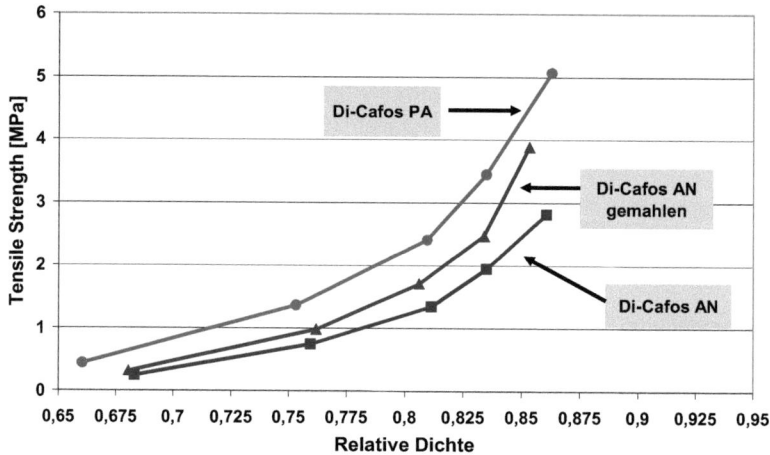

Abbildung 4.2.2-11   Bindungsfähigkeit von Granulaten aus Avicel /Di-Cafos PA und AN hergestellt bei 200 MPa

4.2.3 Fazit

Diesem Kapitel ist zu entnehmen, dass für die Wiederverpressung von Avicel 105 ein Zusatz von 30% einer Calciumphosphat-Type mit kleineren Partikelgröße hilfreich ist. Hierdurch wird die Festigkeit der aus dem Granulat hergestellten Tabletten erhöht, ohne übermäßige Einbußen in der Festigkeit der Erstverpressung in Kauf nehmen zu müssen. Dieses würde ansonsten zur Folge haben, dass die Fließeigenschaft und damit auch die Produktqualität des Granulates am Ende leidet, und das wäre nicht akzeptabel.

Ein ähnlicher Effekt kann bei der Tablettierung von überzogenen Pellets beobachtet werden. Yao et al. stellte in seinen Versuchen fest, dass der Zusatz von Bindemitteln mit einer kleineren Korngröße, als die zu tablettierenden Pellets, den Überzug schützen [129]. Wagner konnte weiterführend in seiner Dissertation zeigen, dass besonders ein Zusatz von 30% (m/m) eines kleineren Bindemittels sich als das beste Mengenverhältnis für die Tablettierung überzogener Pellets erwies [118]. Daher scheint das Di-Cafos PA einen ähnlichen Schutzmechanismus auf das größere Avicel auszuüben.

Obwohl sich die Mischungen mit der Siebfraktion 45-100 µm Di-Cafos A und mit Di-Cafos PA unterschiedlich stark verdichten lassen, erzielen beide einen ähnlichen Effekt in der Wiederverpressung. Daher scheint nicht die verminderte Kompressibilität den Schutz für das MCC zu erzielen, ansonsten wäre auch Di-Cafos AN gut geeignet, sondern die Partikelanzahl entscheidend zu sein. Überschreitet man eine gewisse Partikelanzahl, so stören diese die Wiederverpressung, da die MCC-Partikel kaum neue Bindungen eingehen können.

Fraglich bleibt jedoch aufgrund der Ergebnisse, ob der Unterschied zwischen Di-Cafos A und PA sich allein auf den Mahlprozess reduzieren lässt. Nimmt man die Ergebnisse von Alderbon und Nyström, sowie in dieser Arbeit, die für Di-Cafos AN, dürften die Unterschiede nicht so gravierend ausfallen.

4.3 Einfluss der Korngrößenverteilung von Trockengranulaten

Aufgrund des großen Interesses an Tabletten und ihren Eigenschaften werden seit Jahrzehnten Untersuchungen auf dem Gebiet der Pulververdichtung vorgenommen. Besonders die Kompressibilität und Kompaktibilität von Pulvern ist Schwerpunkt vieler Studien, da diese Eigenschaften im Zusammenhang mit den Eigenschaften der entstehenden Tablette zu bringen sind. Da die Kompressibilität der Trockengranulate, basierend auf den Ergebnissen aus Kapiteln 4.1 & 4.2, sich nicht wesentlich von der Kompressibilität ihrer Ausgangspulver unterscheidet, scheinen durch die Trockengranulation nur Veränderungen in der Kompaktibilität des Pulvers ursächlich für die unterschiedlichen Tabletteneigenschaften zu sein.

Einflüsse auf die Kompressibilität und Kompaktibilität von pharmazeutischen Pulvern wurden in einer Übersicht aus verschiedenen Veröffentlichungen von Leuenberger et al. zusammengefasst [65]. Dabei wurden neben den eigentlichen Verdichtungseigenschaften der Pulver besonders die Partikelgröße und Partikelform der Ausgangsware als Faktoren für veränderte Tabletteneigenschaften ausgemacht.

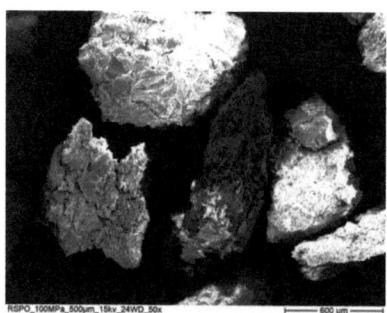 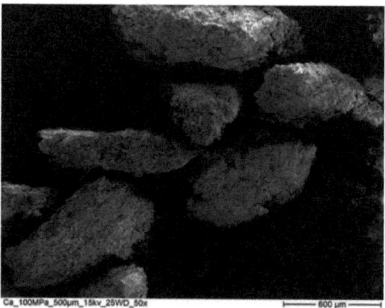

Abbildung 4.2.3 -1   REM-Bilder von Trockengranulaten (70/30 m/m) aus Avicel/Eudragit und Avicel/PA (v.l.n.r.) nach dem Mahlprozess

Die Trockengranulate, die in dieser Arbeit untersucht werden, erfahren vor ihrer Verwendung alle den gleichen Mahlprozess. Aus diesem Grund unterscheiden sich die Partikelformen nur minimal (s. Abb. 4.3-1) und werden hier nicht weiter betrachtet. Mit der Partikelgröße verhält es sich hingegen anders. Die Granulate, die für die Kapitel 4.1 & 4.2 verwendet wurden, haben eine unterschiedliche Korngrößenverteilung. In Abb. 4.3-2 ist die Siebanalyse der Granulate, die bei 200 MPa Pressdruck hergestellt wurden, abgebildet.

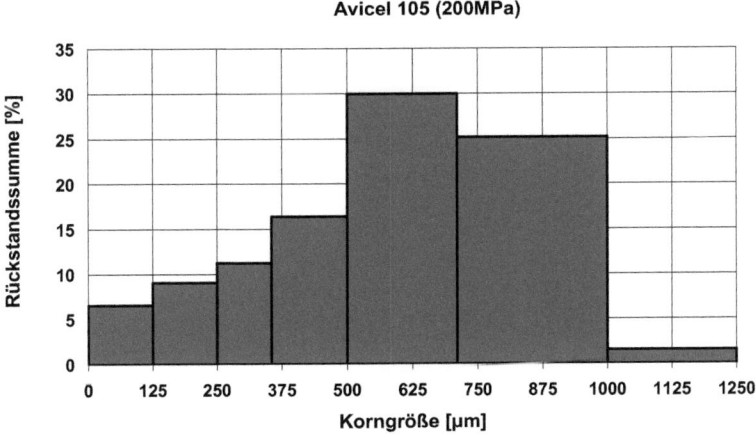

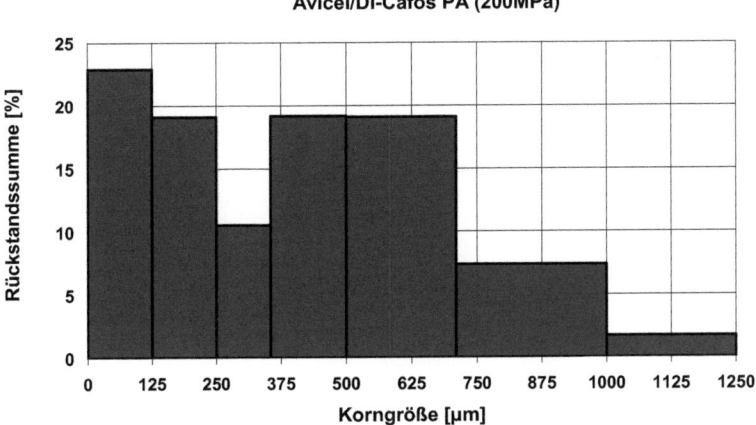

Abbildung 4.2.3-2   Histogramme der Rückstandssummen der Trockengranulate hergestellt bei 200 MPa. Rot = Avicel; Blau = Avicel/PA; Grün = Avicel/Eudragit

Ergebnisse & Diskussion

Hierbei fällt auf, dass die Korngrößenverteilung der Mischung aus Avicel/Di-Cafos PA zu kleineren Werten verschoben ist, als die von reinem Avicel. Als noch gröber ist anhand der Siebanalyse das Granulat aus Avicel/Eudragit einzustufen. Da diese Reihenfolge proportional zu den zuvor gefundenen Ergebnissen ist, werden hier die Kompressibilität und Kompaktibilität im Bezug zur Korngröße untersucht.

4.3.1 Einfluss der Granulatgröße auf das Tablettierverhalten von Avicel 105-Granulaten

In der Abbildung 4.3.1-1 ist deutlich zu erkennen, dass Tabletten aus Avicel105 Trockengranulaten unterschiedliche Festigkeiten in Abhängigkeit von der Korngröße aufweisen. Neben der schon bekannten Festigkeitsminderung durch Erhöhung der Presskraft, können demnach durch Veränderung der Granulatgröße die Tabletteneigenschaften beeinflusst werden. Es führt sogar nahezu soweit, dass kleine Granulate hergestellt, bei höherem Pressdruck, eine höhere Tablettenfestigkeit bei der Wiederverpressung zeigten, als grobe Granulate (Abb. 4.3.1-1).

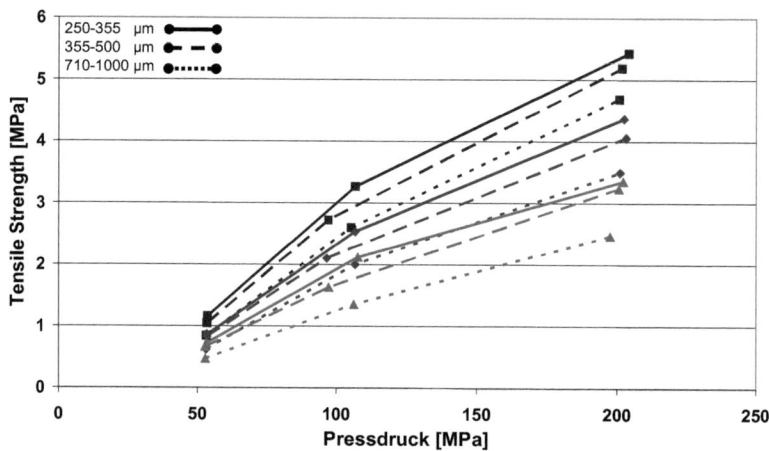

Abbildung 4.3.1-1 TS-Pressdruck-Profil von Avicel-Trockengranulaten unterschiedlicher Kornklassen hergestellt bei 50 MPa (dunkelgrün), 100 MPa (blau) u. 200 MPa (rot) Pressdruck

Die Ergebnisse passen zu den von Herting in seiner Arbeit gefundenen Zusammenhängen zwischen Kompaktierkraft und Tablettierbarkeit [50]. Herting macht für dieses Verhalten zwei Gründe aus. Einerseits die Formverfestigung der Granulate durch Erhöhung der Vorpresskraft, andererseits die

Korngrößenunterschiede in den Granulaten an sich. Die Formverfestigung in Abhängigkeit zum Pressdruck zur Herstellung der Granulate wird in Kapitel 4.5. anhand der Kompressionsanalyse nach Heckel näher untersucht.

Unterschiede in der Kompaktibilität von Avicel-Trockengranulaten mit unterschiedlichen Korngrößen hingegen entstehen nicht aufgrund von unterschiedlichen Formverfestigungen (Abb. 4.3.1-2).

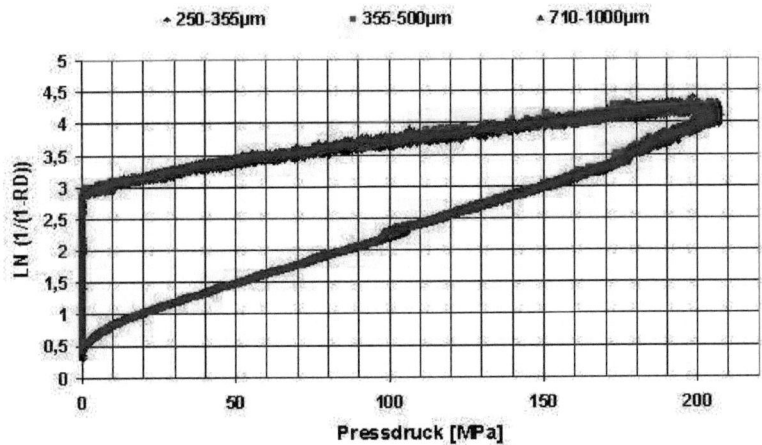

Abbildung 4.3.1-2   Heckel-Plot von Avicel-Trockengranulaten hergestellt bei 50 MPa Pressdruck mit unterschiedlichen Korngrößen

Hier scheinen andere Mechanismen zu greifen. Eindeutig ist, dass mit einer Kornvergrößerung die Oberfläche des Partikels sich verkleinert. Herting machte dieses als Hauptursache für die Veränderung der Kompaktibilität von MCC Trockengranulaten aus [50]. Eine andere Möglichkeit, um schlechtere Festigkeiten in Tabletten zu erklären, wäre eine verringerte Dichte der Tabletten. Jedoch zeigt Abb. 4.3.1-3, dass Tabletten, bestehend aus grobem Granulat, eine größere Dichte aufweisen, als die anderen und das unabhängig vom Pressdruck. Das lässt den Schluss zu, dass hier wirklich die Oberflächenänderung und damit die Möglichkeit Kontaktflächen untereinander aufzubauen, ebenso einen Einfluss auf die Wiederverpressung hat, wie die Erhöhung des Pressdruckes. Eine mögliche Erklärung für die Verschlechterung der Tablettenfestigkeit, trotz höherer Tablettendichte, findet sich in Kapitel 4.4. Trotz geringerer Porosität sind die Radien der Intergranularräume in Tabletten aus gröberen Granulaten größer und stören somit die Ausbildung von Festigkeit gebenden Bindungen innerhalb der Tablette.

Ergebnisse & Diskussion

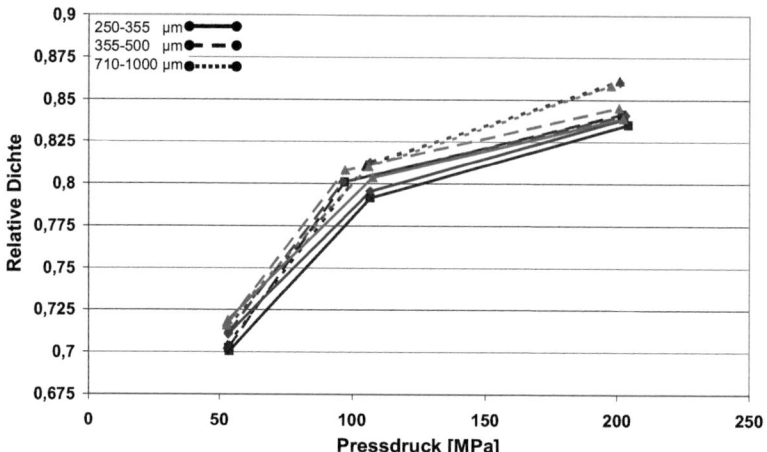

Abbildung 4.3.1-3 Relative Dichte gegen Pressdruck von Avicel Trockengranulaten unterschiedlicher Kornklassen hergestellt bei 50 MPa (dunkelgrün), 100 MPa (blau) u. 200 MPa (rot) Pressdruck

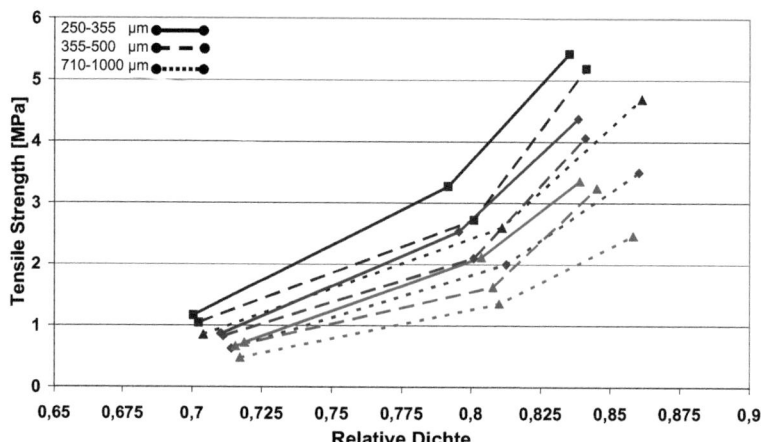

Abbildung 4.3.1-4 Bindungsfähigkeit von Avicel Trockengranulaten unterschiedlicher Kornklassen hergestellt bei 50 MPa (dunkelgrün), 100 MPa (blau) u. 200 MPa (rot) Pressdruck

Aus den besagten Gründen ist es nun auch nicht verwunderlich, dass die Abb. 4.3.1-4 eine Abnahme der Bindungsfähigkeit mit höherem Pressdruck und größerer Korngröße zeigt.

4.3.2 Einfluss der Granulatgröße auf das Tablettierverhalten von Granulaten einer binären Mischung aus Avicel 105/Eudragit RS PO (70/30)

Ähnlich wie die Granulate aus reinem Avicel verhalten sich die Granulate aus einer Mischung von Avicel105 mit Eudragit RS PO. Die Bindungsfähigkeit der Granulate nimmt mit steigendem Pressdruck und größerer Granulatgröße ab (Abb. 4.3.2-2). Dabei ist hier zu beobachten, dass die größeren Granulate, hergestellt bis 100 MPa, festere Tabletten liefern als kleine Granulate (Abb. 4.3.2-1). Damit kann die von Herting getroffenen Aussage, dass kleinere Granulate immer festere Tabletten ergeben [50], hier nicht bestätigt werden. Erst für die Granulate hergestellt bei 200 MPa Pressdruck zeigt sich, dass, analog dem Avicel, die feineren Granulate festere Tabletten liefern.

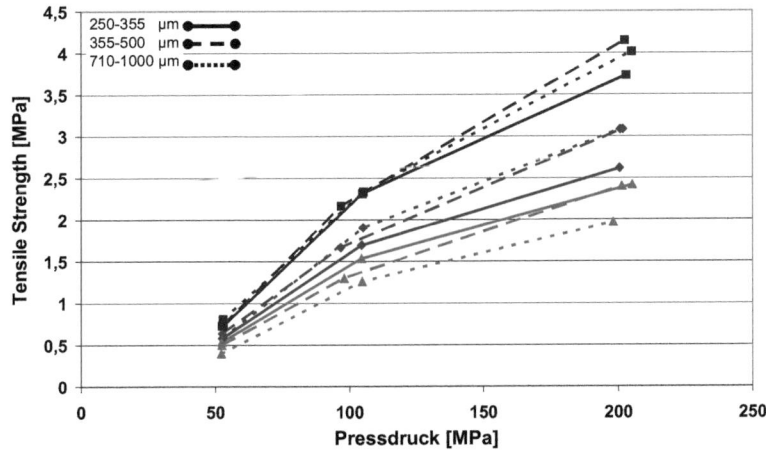

Abbildung 4.3.2-1 TS-Pressdruck Profil von Avicel/RSPO 70/30 (m/m) Trockengranulaten unterschiedlicher Kornklassen hergestellt bei 50 MPa (dunkelgrün), 100 MPa (blau) u. 200 MPa (rot)

Dass die Bindungsfähigkeit trotzdem verringert ist, liegt an der höheren Dichte von Tabletten aus groben Granulaten, ähnlich dem Verhalten von reinem Avicelgranulat. Die Unterschiede fallen für die Mischung jedoch nicht so groß aus. Das liegt einerseits an den von Beginn an geringeren Werten, als auch an der Tendenz mit höherer Dichte auch festere Tabletten zu erzeugen.

Ergebnisse & Diskussion

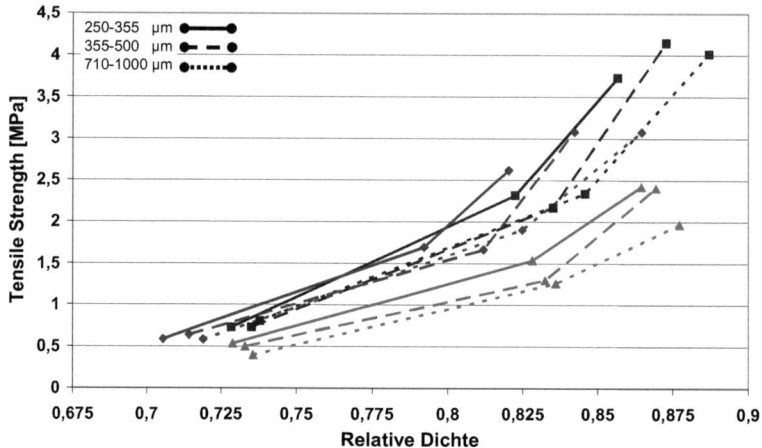

Abbildung 4.3.2-2 TS-Dichte Profil von Avicel/RSPO 70/30 (m/m) Trockengranulaten unterschiedlicher Kornklassen hergestellt bei 50 MPa (dunkelgrün), 100 MPa (blau) u. 200 MPa (rot)

4.3.3 Einfluss der Granulatgröße auf das Tablettierverhalten von Granulaten einer binären Mischung aus Avicel 105/Di-Cafos PA (70/30)

Im Gegensatz zu den anderen beiden Beispielen zeigen die Granulate aus MCC/DCP nur geringe Unterschiede in Abhängigkeit zur Granulatgröße. Erst mit steigendem Herstellungsdruck zeigen sich geringe Differenzen zwischen den einzelnen Kornklassen. Vergleicht man die Unterschied in der Festigkeit zwischen den Korngrößen für 200 MPa (hier zeigt die Mischung mit Calciumphosphat die größte Differenz), nimmt die TS mit zunehmender Granulatgröße um ca. 0,5 MPa ab, während die Differenz bei reinem Avicel um 1 MPa liegt. Dieses ist besonders bemerkenswert, da die TS-Werte für Granulate aus reinem Avicel zu diesem Zeitpunkt schon wesentlich kleiner sind als die der Mischung. Selbst die TS-Werte bei geringem Pressdruck liegen nicht höher als die der Mischung, was widersprüchlich gegenüber den Werten aus Kapitel 4.1 erscheint. Jedoch darf nicht vergessen werden, dass durch die Klassierung nicht nur größere sondern auch kleinere Granulatkörner aus dem Granulatgrößengemisch entfernt werden. Dieser Feinanteil ist für reines Avicel sehr hoch (Abb. 4.3-2) und bedingt die hohe Festigkeit von Tabletten aus Avicel Granulaten, hergestellt mit geringer Kraft.

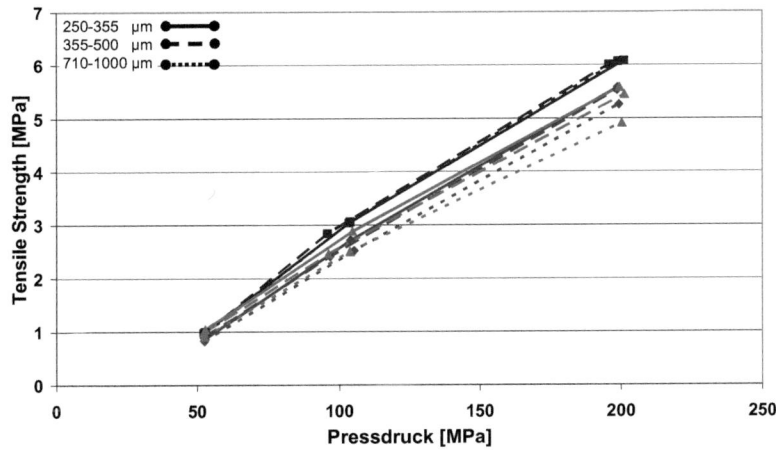

Abbildung 4.3.3-1 TS-Pressdruck Profil von Avicel/PA 70/30 (m/m) Trockengranulaten unterschiedlicher Kornklassen hergestellt bei 50 MPa (dunkelgrün), 100 MPa (blau) u. 200 MPa (rot)

Ebenfalls scheint für die Mischung von Avicel/Di-Cafos PA eine Veränderung der Kompressibilität weniger von der Korngröße, als vom Pressdruck abhängig zu sein. Jedoch sind, wie in Abb. 4.1.3-2 zu sehen, diese Änderungen minimal im Gegensatz zu den beiden anderen Stoffen bzw. Stoffgemischen.

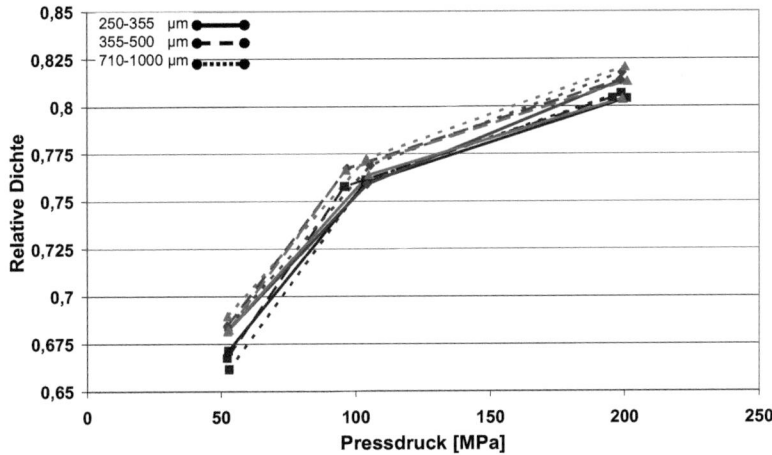

Abbildung 4.3.3-2 Dichte-Pressdruck-Profil von Avicel/PA 70/30 (m/m) Trockengranulaten unterschiedlicher Kornklassen hergestellt, bei 50 MPa (dunkelgrün), 100 MPa (blau) u. 200 MPa (rot)

Ergebnisse & Diskussion

Zusammenfassend kann also für die Granulate aus Avicel u. Di-Cafos PA mittels der Abb. 4.3.3-3 geschlossen werden, dass die Korngrößenabhängigkeit hier am geringsten ist. Dabei steigt die Abhängigkeit mit Erhöhung des Pressdruckes, der zu Herstellung des Granulates notwendig ist.

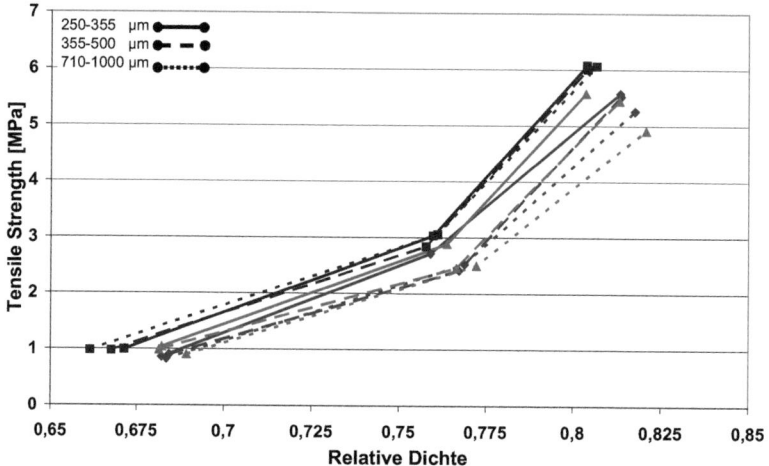

Abbildung 4.3.3-3   TS-Dichte-Profil von Avicel/PA 70/30 (m/m) Trockengranulaten unterschiedlicher Kornklassen hergestellt bei 50 MPa (dunkelgrün), 100 MPa (blau) u. 200 MPa (rot)

4.3.4 Fazit

Die Daten in diesem Kapitel zeigen, dass die Größe der Granulate sowohl einen entscheidenden, als auch einen vernachlässigbaren Einfluss auf die Festigkeit von Tabletten haben kann. Zu einem ähnlichen Ergebnis kamen Alderborn und Nyström, die in ihren Untersuchungen zum Einfluss der Korngröße auf die Tablettenfestigkeit in der Direkttablettierung neben negativen Effekten auch positive Effekte mit Zunahme der Teilchengröße ausmachten [4]. Dieses Verhalten scheint substanzspezifisch zu sein und kann daher nicht verallgemeinert werden. Jedoch können sowohl unsere Ergebnisse, als auch die Ergebnisse von Alderborn und Nyström so interpretiert werden, dass plastisch deformierende Substanzen eher negativ, zur Fragmentierung neigende Substanzen zumindest neutral, auf eine Partikelvergrößerung in Hinsicht auf die Festigkeit der Tabletten reagieren. Eine Ausnahme stellt dabei die Laktose dar [4].

Eine Erklärung für das Verhalten der Granulate in diesem Kapitel kann man in den Faktoren für die Festigkeit von Tabletten finden. Als Hauptfaktoren werden vor allem die Art der Bindungen und die Fläche, über die diese Bindungen sich ausbreiten, in der Literatur genannt [102, 109]. Im hier untersuchten Fall ist die Art der Bindungen gleichbleibend, da besonders das Avicel die Art der Bindungen bestimmt. Die Abnahme der Kontaktfläche zwischen den Partikeln, welches einer Verringerung der Oberfläche des einzelnen Partikels gleich kommt, ist hingegen Partikelform und – größen abhängig [51, 72]. Während der Kompression kommt es nun bei zur Fragmentierung neigenden Agglomeraten zur Veränderung der Partikelgröße in der Matrize und somit zu einer Oberflächenvergrößerung. Die Zerkleinerung der Granulate aus Avicel/Di-Cafos PA scheint daher die Ausgangsgranulate auf eine gleiche Größe zu brechen, womit ähnliche Oberflächen und damit ähnliche Festigkeiten erklärbar sind. Die Fragmentierungsneigung scheint jedoch mit zunehmendem Pressdruck abzunehmen. Dieses lässt einen Einfluss der Granulatporosität vermuten, die im folgenden Kapitel untersucht wird.

4.4 Porositäten von Tabletten und Granulaten

Wie in dieser Arbeit schon mehrfach erwähnt, gibt es bewiesener Maßen einen Zusammenhang zwischen der Porosität und einigen Eigenschaften der Tablette. Dabei ist nicht nur die Gesamtporosität von Bedeutung, sondern gerade die Porenverteilung scheint dabei Einfluss zu haben [70]. Schaut man sich den Verlauf der Relativen Dichte gegen den Pressdruck, sowohl des Ausgangspulvers, als auch der Trockengranulate an, zeigen die Kurven alle einen ähnlichen Verlauf. Das bedeutet, dass die Porosität bei einem bestimmten Pressdruck in allen Tabletten gleich sein muss und damit die Eigenschaften der Tabletten, wenn nur die Gesamtporosität von Bedeutung wäre, ähnlich sein müssten.

Schon in den 70er Jahren gab es Versuche von Selkirk und Ganderton, sowie Sixsmith, Tabletteneigenschaften mit der Porenstruktur in Verbindung zu bringen [98, 99, 103]. Sie zeigten, dass die Porenstruktur der Tabletten von der Partikelgröße, Bindemittel bzw. Bindemittelmenge abhängig sein kann, sowie der Granulierungsmethode und ähnlichem. Selkirk und Ganderton stellten schon damals eine Verbindung einer vergrößerten Porenstruktur in Abhängigkeit zu Vorbehandlung der eingesetzten Granulate her.

Anfang der 90er Jahre ging man dazu über, die Porenstruktur noch gezielter mit dem eingesetzten Ausgangsmaterial in Verbindung zu bringen. Wikberg und Alderborn machten Versuche mit Feuchtgranulaten und konnten belegen, dass Granulate mit einer geringeren Porosität zu einer bimodalen und zu größeren Werten verschobenen Porenstruktur neigen [128]. Sie fanden dadurch die These, die sie kurz zuvor aufgestellt hatten, bestätigt, dass Granulate während der Tablettierung ihre Integrität behalten wollen. Eine Tablette ist somit eine Zusammenlagerung von Granulaten, die sowohl eine eigene (intra) Porosität besitzen, als auch, durch das Anlagern von Granulaten, eine zwischen (inter) den Granulaten befindliche Porosität (Abbildung 4.4-1). Daher sei eine Verdichtung und Fragmentierung der Granulate wichtig für die Volumenreduktion [125] und dadurch im Endeffekt für die Tablettenfestigkeit.

Riepma et al. gelangten 1993 zu ähnlichen Erkenntnissen. Bei ihren Versuchen mit Granulaten aus kompaktierter α- und β- Laktose fanden auch sie einen

Zusammenhang zwischen dem Verhältnis aus inter- und intragranularer Porosität in einer Tablette und ihrer Festigkeit. Sie schlossen Unterschiede in der Granulatfestigkeit als Ursache für unterschiedliches Verhalten der Granulate aus und machten Veränderungen in der inneren Granulatstruktur dafür verantwortlich [86]. Das wiederum zeigten Wikberg und Alderborn, denn eine Änderung der inneren Granulatstruktur scheint nur mit Hilfe einer Verringerung der intragranulären Porosität möglich.

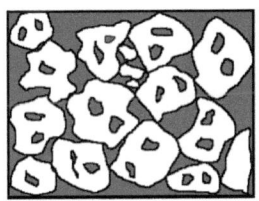 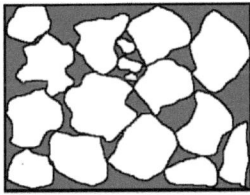 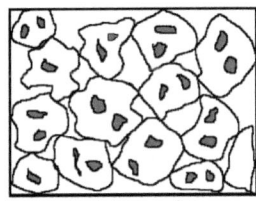

Total porosity   Interspace porosity   Particulate porosity

Abbildung 4.3.4-1   Darstellung der Gesamt-, Inter- und Intraporosität

4.4.1 Quecksilberporosimetrie der verpressten Granulate

4.4.1.1 Avicel 105

Zur Veranschaulichung der Ausgangslage sind hier zuerst Grafiken von reinem Avicel dargestellt. Hierfür wurden Tabletten aus verschieden vorverdichteten Trockengranulten bei 100 MPa hergestellt. Jeweils vier Tabletten werden benötigt, um eine Messung im Porosimeter durchzuführen, da ansonsten das zu messende Porenvolumen zu gering gewesen wäre.

Aus Abbildung 4.4.1-1 ist zu entnehmen, dass in allen Messreihen ähnlich viel Quecksilber verbraucht wird. Ausgehend von Ritter und Drake [26, 88] bedeutet das nichts anderes, als dass alle Proben eine ähnliche Porosität aufweisen. Unterschiede in der Gesamtporosität können also nicht für den Festigkeitsverlust verantwortlich gemacht werden. Dies stimmt auch mit den Kompressibilitätsdaten aus Kapitel 4.1 für reines Avicel 105 überein.

Ergebnisse & Diskussion

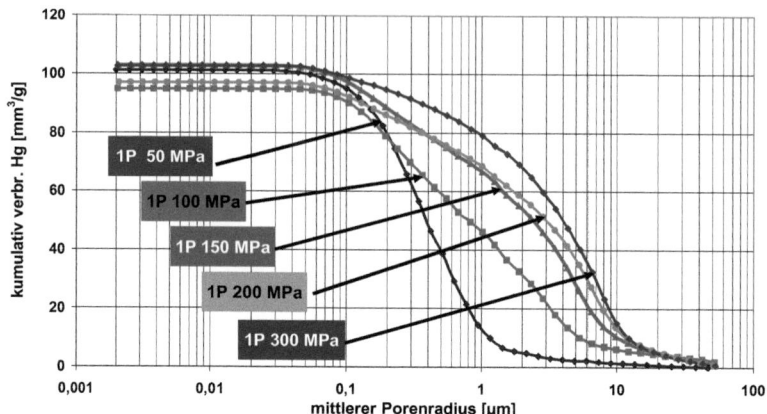

Abbildung 4.4.1-1 Kumulativ verbrauchtes Quecksilber für Tabletten, hergestellt bei 100 MPa, von Avicel-Granulaten mit unterschiedlicher Vorpresskraft

Unterschiede zwischen den Granulaten lassen sich jedoch auch schon hier ausmachen. Je höher der Pressdruck bei der Herstellung der Granulate war, desto höher ist der mittlere Porenradius bei dem die Intrusion des Quecksilbers in die Tabletten beginnt. Deutlicher dargstellt ist es in der Abbildung 4.4.1-2.

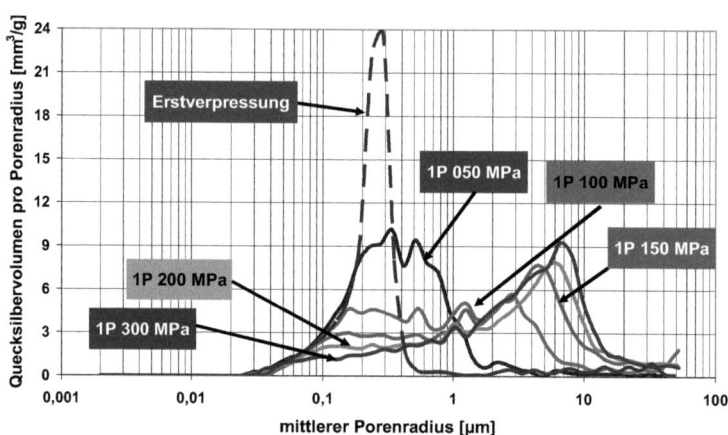

Abbildung 4.4.1-2 Eingedrungenes Quecksilber pro Porenradius für Tabletten aus Avicel Pulver und Trockengranulaten, hergestellt bei 100 MPa Pressdruck

Die in dieser Grafik dargstellten Mengen an Quecksilber pro Porenradius zeigen, dass, in Abhängigkeit vom Kompaktierdruck, immer größere Poren in den Tabletten vorhanden sind. Zum Vergleich ist auch die Porenverteilung von Tabletten aus der Ausgangsware (Avicel 105 Pulver), verpresst mit 100 MPa, dargestellt. Die Poren der wiederverpressten Tabletten sind deutlich größer, wie auch auf REM-Aufnahmen zu sehen ist (Abb. 4.4.1-3).

Die Zunahme der Porengröße in den Tabletten deutet auf eine Zunahme der intergranularen Porosität hin. Als Ursache kommt hierfür nach Wikberg und Alderborn [126] nur eine durch den Herstellungsdruck verringerte Verdichtungsneigung der Granulate in Frage. Je geringer die Verdichtung der Granulate, desto größer werden die Unterschiede zwischen inter- und intragranularer Porosität. Dieses zeigt sich durch eine bimodale, teilweise multimodale Porenverteilung in der Grafik 4.4.1-2.

Die Zunahme der Interporosität zeigt einen Grund, warum wiederverpresste Tabletten eine geringere Festigkeit haben. Wenn, wie Leuenberger schreibt, die Festigkeit der Tablette abhängig ist von den Bindungspunkten in der Tablette [64], diese jedoch nur über kurze Distanzen möglich sind (Tabelle 4.4.1), verhindert eine Zunahme der Interporosität diese Bindungspunkte.

Some Specifications of Bonding Mechanisms in Compacted Dry Powders

Type (-)	Dissociation energy (kcal/mol)	Separation distance at equilibrium (Å)	Maximum attraction distance (Å)
Solid bridges			
Convalent homopolar	50-150	<2	<10
Convalent heteropolar	100-200		
Ionic	100-200	<3	
Inter molecular forces			
Hydrogen	2-7	3-4	100-1000
van der Waals	1-10		
Electrostatic			
Mechanical interlocking			

Tabelle 4.4-1 Tabelle über mögliche Bindungsarten in Tabletten aus [75]

Ergebnisse & Diskussion

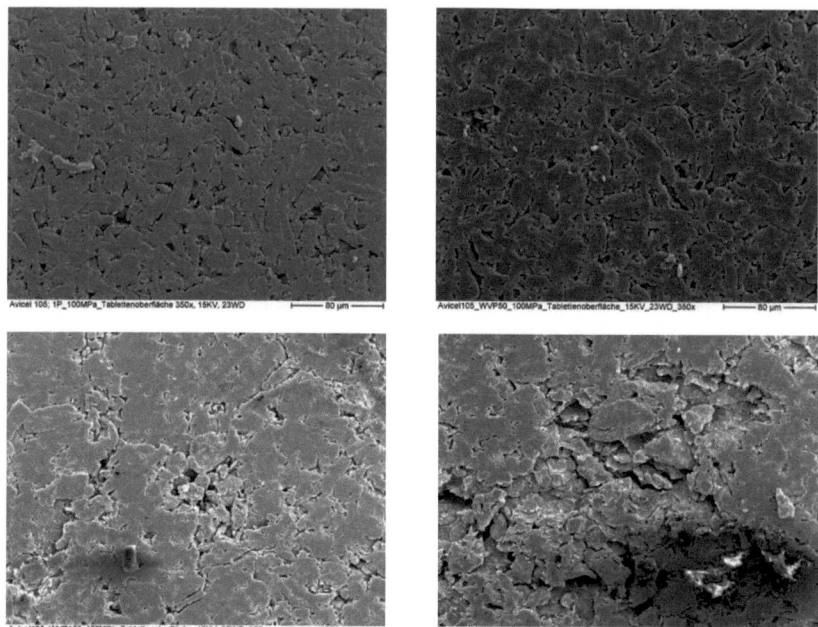

Abbildung 4.4.1-3 REM Aufnahmen von Tablettenoberflächen (100 MPa) von reinem Avicel 105 und Trockengranulaten mit 50, 150 und 300 MPa (oben links nach unten rechts) Pressdruck hergestellt

4.4.1.2 Avicel 105 + Di-Cafos PA

Der Zusatz von Di-Cafos PA zu Avicel 105 verändert, wie in Kapitel 4.2 beschrieben, die Kompressibilität der Pulvermischungen. Um eventuelle Unterschiede in der Porosität zu erkennen, werden hier Tabletten mit gleicher Relativer Dichte verglichen. Würde man Tabletten, die bei gleicher Presskraft hergestellt wurden, vergleichen, hätte man unterschiedliche Relative Dichten und damit unterschiedliche Porositäten in den Tabletten und dadurch wären Unterschiede zwangsläufig.

Für diese Versuchsreihe wurden vom Avicel 105 und den Mischungen mit 10%, 30% und 50% (m/m) Di-Cafos PA Tabletten mit einer Relativen Dichte von 0,75 hergestellt. Die Relative Dichte wurde 24 Stunden nach der Tablettierung mittels Tablettenvolumen und Tablettenmasse bestimmt. Aus den Tabletten mit einer Relativen Dichte von 0,75 (±0,025) wurde wie im Methodenteil beschrieben, ein

Trockengranulat hergestellt und dieses auf eine Relative Dichte von 0,8 wiederverpresst.

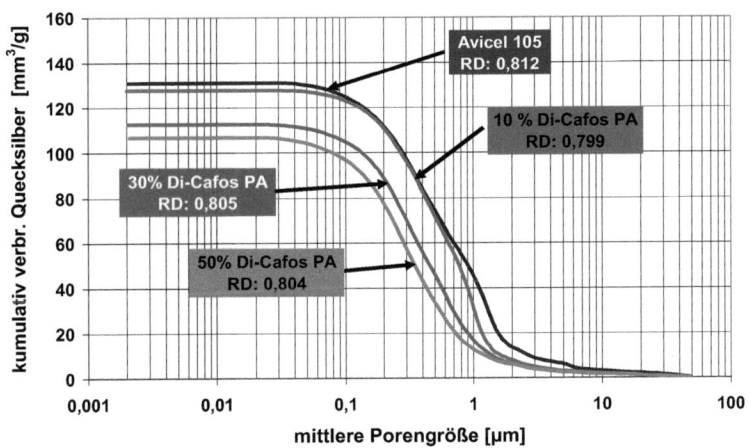

Abbildung 4.4.1-4   Kumulativ verbrauchtes Quecksilber für wiederverpresste Tabletten einer Relativen Dichte von ca. 0,8, hergestellt aus Granulat mit einer Relativen Dichte von 0,75

Im ersten Moment entspricht die Abbildung 4.4.1-4 nicht dem erwarteten Ergebnis. Bei gleicher Relativer Dichte wurde erwartet, dass auch die eingedrungenen Quecksilbervolumina für die Tabletten gleich sein müssten, so wie in Abbildung 4.4.1-2 für reines Avicel zu sehen ist.

Trotz Unterschieden im kumulativen Verbrauch stimmen die Porositäten der Tabletten mit gleicher Relativer Dichte jedoch überein (Abb. 4.4.1-5). Berechnet man die Porosität, so wird das Quecksilbervolumen ins Verhältnis zum wahren Probenvolumen gesetzt. Dieses Probenvolumen sinkt mit der Zugabe von Di-Cafos PA aufgrund der großen Dichte von DCP-Partikeln bezogen auf ein Gramm Probe, und deshalb wird weniger Quecksilber intrudiert. Aus dieser Überlegung heraus ist die Abbildung 4.3.1-4 zwar richtig, aber die Abbildung 4.3.1-5 ist auf das Probenvolumen normiert und lässt dadurch erst einen Vergleich zu.

Alle Tabletten haben eine Porosität von ca. 17-18%. Während der Verlauf der Tabletten aus Avicel mit 10% Di-Cafos und reinem Avicel sich ähnelt, sind die anderen beiden Kurven von kleineren Porengrößen verschoben. Die Granulate dieser Mischungen scheinen sich besser verdichten zu lassen.

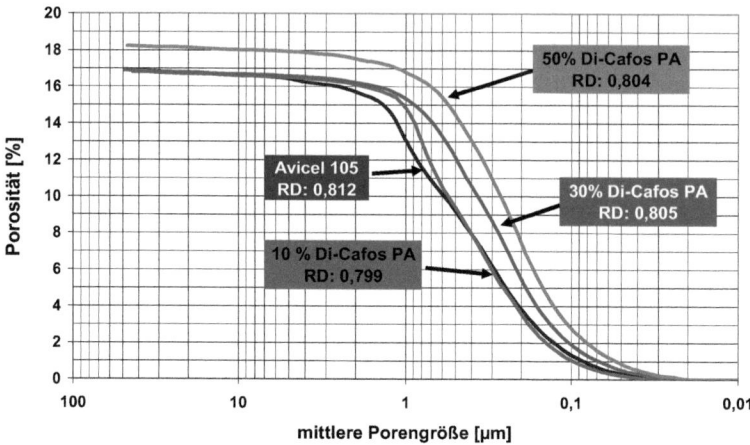

Abbildung 4.4.1-5   Porosität gegen mittlere Porengröße für Tabletten von wiederverpressten Granulaten (RD 0,75) zu Tabletten mit einer RD von 0,8

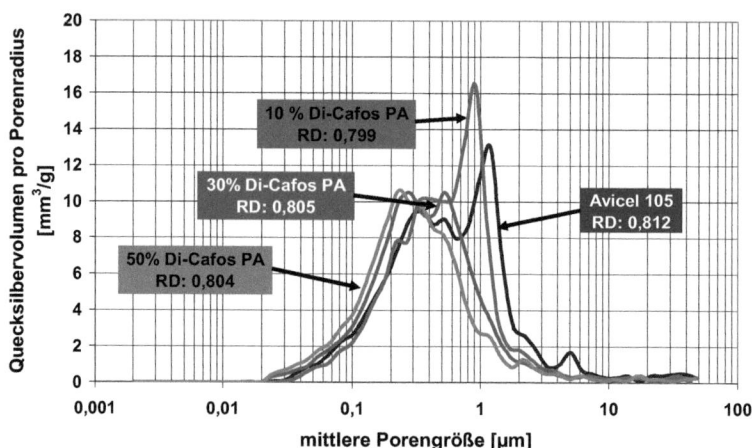

Abbildung 4.4.1-6   Porenverteilung in den Tabletten von wiederverpressten
Granulaten (0,75) zu Tabletten mit einer RD von 0,8

Die Porenverteilung zeigt diesen Zustand noch deutlicher. Je mehr Di-Cafos PA in der Mischung vorhanden ist, desto weiter verschieben sich die Graphen nach links. Die Porenverteilung wird ebenfalls enger und das zweite Maximum der bimodalen Verteilungen bei höheren Porenradien minimiert sich, bis zu einer fast monomodalen

Verteilung bei Zusatz von 50% Di-Cafos PA. Das ist der Nachweis für eine Verkleinerung der intergranularen Poren durch Zusatz des Di-Cafos PA (Abb. 4.4.1-6).

Aufgrund einer monomodalen Porenverteilung vom Fehlen einer intergranularen Porosität auszugehen, schließen Wikberg und Alderborn jedoch aus. Mit dieser Methode ist man zum jetzigen Zeitpunkt nur nicht in der Lage, diese inter- und intragranulare Porosität voneinander zu trennen [126].

4.4.2 Quecksilberporosimetrie der Ausgangsware

Die Fragmentierung der Granulate geht einher mit einer Änderung in der Granulatstruktur. Diese Änderung ist leichter möglich, wenn Granulate porös sind. Poren können Sollbruchstellen darstellen. Trifft eine gleiche Kraft auf eine kleine Fläche, die durch Poren begrenzt wird und auf eine große Fläche ohne Poren, ist der Druck auf der kleineren umso größer, da hier die Kraft sich nicht verteilen kann. Aus diesem Grund wird diese leichter auseinander brechen.

Durch die erhöhte Fragmentierungsneigung der Granulate mit Zusatz von Di-Cafos PA, sollte auch ein Einfluss auf die Porosität der trockengranulierten Substanzen erkennbar sein.

Bei der Trockengranulierung wird die Porosität der Granulate oft von der Porosität der Schülpen abgeleitet. Wöll zeigt in seinem Artikel zwei mögliche Wege [127] für die Bestimmung der Porosität an einer Schülpe. Er schreibt aber auch, dass Schülpen an sich sehr uneinheitlich sind und daher auch uneinheitliche Ergebnisse liefern. Busies zeigt in seiner Dissertation ebenfalls, dass in Schülpen je nach apparativen Gegebenheiten unterschiedlichste Dichteverteilungen vorkommen [11]. Aus diesem Grund scheint es fehlerbehaftet zu sein, sich der Porosität der Granulate über die Porosität der Schülpen zu nähern.

In diesem Abschnitt werden deshalb die Porositäten der Tabletten nach der ersten Tablettierung, als Schülpenersatz, und den daraus erhaltenen Granulaten verglichen. Dafür wurden die Tabletten der Mischungen, wie im Abschnitt zuvor, auf gleiche Relative Dichte gepresst und daraus die Granulate durch Mahlen der Tabletten hergestellt. Von den Granulaten wurde danach noch der Feinanteil über einem 100 µm Sieb abgesiebt. Dies ist, wie Tonnellier in seiner Arbeit zeigt, wichtig für die Messung von Granulaten mit dem Quecksilberporosimeter. Die intergranulare Porosität steigt in Abhängigkeit zur Korngröße des vermessenden Granulates. Noch wichtiger ist, dass die Porenverteilung sich mit kleineren Granulaten zu kleineren Porendurchmessern verschiebt und somit die intragranulare Porosität überdecken kann [112].

4.4.2.1 Messung der Granulatporosität mit dem Quecksilberporosimeter

Bei der Messung der Porosität von Mannitol-Pulvern und -Granulaten mit einem Quecksilberporosimeter, erhielten Juppo und Westermarck höhere Porositätswerte für die unporösen Pulver [57, 122, 121]. Anhand der Porenverteilung konnte, wie im Abschnitt 4.4.1, ein bimodaler Verlauf festgestellt werden. Dabei ordneten Juppo und Westermarck die Poren mit dem größerem Durchmesser der Interporosität zu und verglichen im Ergebnis nur die gemessenen Porositäten im Hochdruckmessbereich [122, 121].

Tonnellier nahm diese Versuchsergebnisse für seine Arbeit auf und versuchte ein Modell für die Porositätsmessung von Feuchtgranulaten zu erstellen. Dabei stellte er mit Hilfe von unporösen Glaskugeln fest, dass die Lage der Poren und die Höhe der Porositätswerte von der Korn- bzw. Granulatgröße abhängig sind [112].

Quecksilberporosimeter können nach der ihr zu Grunde liegenden Washburn-Gleichung [119] Poren mit einem Durchmesser von ca. 100 µm – 2 nm erfassen. Sind Partikel so eng zusammengelagert, dass zwischen ihnen Hohlräume entstehen, deren Durchmesser unter 100 µm liegen, werden diese als Teil der Porosität miterfasst. Dieses ist bei Partikeln unter ca. 600 µm der Fall, wie Tonnellier feststellte [112]. Diese Zwischenraumporosität ist nach Kepler (1551-1631, aufgegriffen von Conway 1999) bei sphärischen Kugeln mit gleicher Größe und dichtester Kugelpackung in der Größenordnung von ca. 26% [18] und nimmt damit eine nicht zu vernachlässigen Größe an (verglichen zu den Werten aus Abb. 4.4.1-5).

Trockengranulate sind im Gegensatz zu Feuchtgranulaten nicht so homogen in der Partikelgrößenverteilung und sind selten sphärisch. Zwar lässt sich durch den Kompaktierprozess Einfluss auf die Korngröße nehmen [124], doch ist die Streuung meistens höher als z.B. in der Wirbelschichtgranulation. Aus diesem Grund war es nicht möglich, dass von Tonnellier gefundene Berechnungsmodell für die Quecksilberporosimetrie von Trockengranulaten zu übernehmen, sondern wurde, durch die folgenden Zusammenhänge begründet, wie folgt durchgeführt. Dabei bildet die Abbildung 4.4.2-1 die Ausgangslage in der zu erkennen ist, dass in Avicel-Trockengranulaten ca. doppelt so viel Quecksilber intrudiert wie in die Tabletten aus denen die Trockengranulate durch Mahlen gewonnen werden.

Ergebnisse & Diskussion

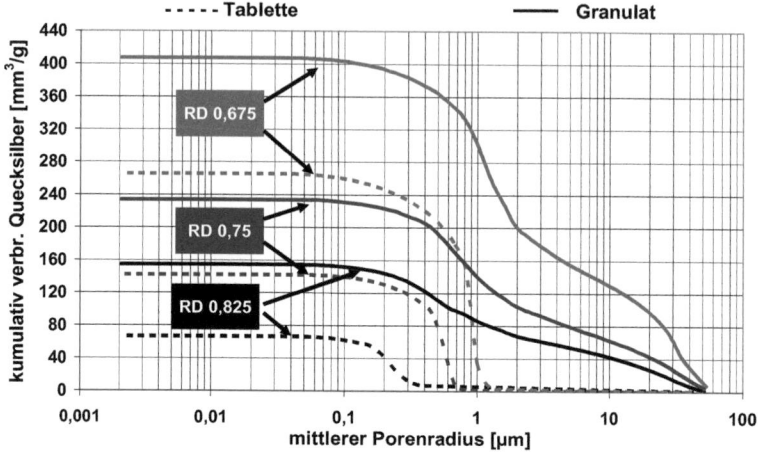

Abbildung 4.4.2-1 Kumulativer Quecksilberverbrauch von Avicel Granulaten bestimmter Relativer Dichte und Tabletten aus denen das Granulat hergestellt wurde

Granulate die durch das Zermahlen von Tabletten entstehen, sollten eine ähnliche Porenverteilung und Porosität aufweisen wie die Tabletten selbst. Ausnahme wäre, wenn durch das Mahlen wieder Ausgangspartikel entstehen würden. Da hier jedoch Granulate vorliegen, wie die REM Aufnahmen einzelner Granulatkörner zeigen (Abb.4.4.2-2), kann dieses ausgeschlossen werden.

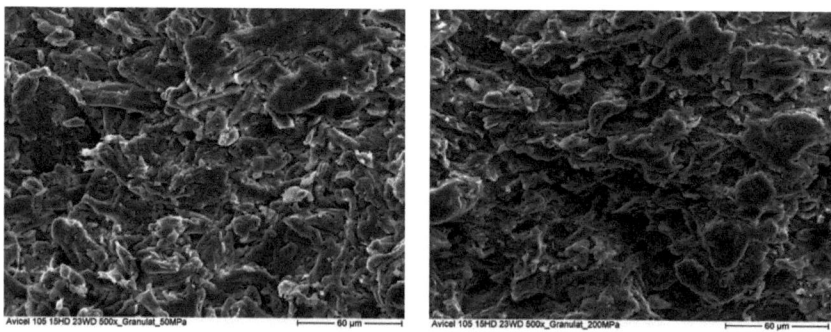

Abbildung 4.4.2-2 Rem-Aufnahmen von Granulatkörner aus Avicel 105 mit einer RD von 0,675 und 0,825

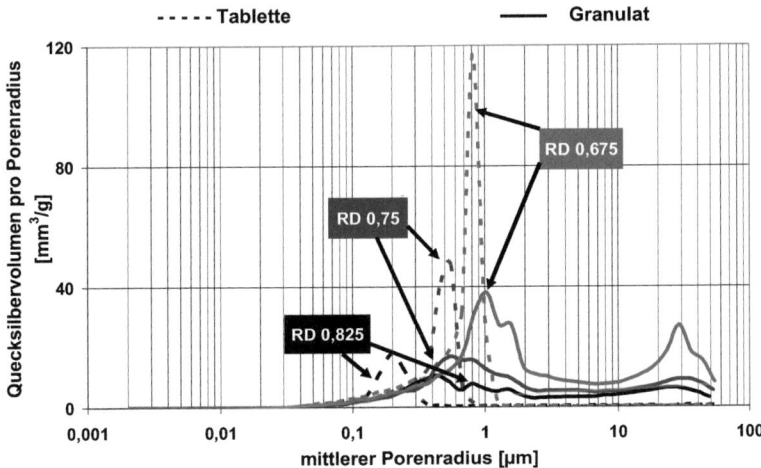

Abbildung 4.4.2-3   Porenverteilung für Avicel Tabletten und Granulaten die durch Mahlen der Tabletten erhalten wurden

Poren mit den angezeigten Porendurchmessern über 10 µm für die Granulate, sind auf den REM-Aufnahmen nicht zu erkennen und lassen sich so als intergranulare Poren einstufen Die Illustration in Abbildung 4.4.2-4 veranschaulicht, wie es zu diesen Fehlmessungen kommt.

Die Ergebnisse des Quecksilberporosimeters zeigen viel höhere Werte für die Granulate als für die Tabletten an. Besonders auffällig ist, dass Granulate im Vergleich mit den Tabletten eine Vielzahl von Poren über 1 µm aufweisen (Abb. 4.4.2-3). Während die Tabletten eine monomodale Verteilung haben, je nach Relativer Dichte bis ca. 1 µm, haben die Granulate eine bimodale Porenverteilung. Ein Maximum ist im Bereich der Tablette, das andere je nach Relativer Dichte zwischen 10-40 µm.

Die Hohlräume zwischen den Granulatkörnern, die durch einen Eingang kleiner 100 µm verengt sind, können zu Messbeginn nicht mit Quecksilber gefüllt werden. Wird nun der Druck im System erhöht, beginnt das Quecksilber auch in kleinere Poren zu intrudieren und füllt somit bei maximalen Druck alle, auch die intergranularen Hohlräume aus. Dadurch wird im Endeffekt die Gesamtporosität der Granulatkörner überschätzt.

Ergebnisse & Diskussion

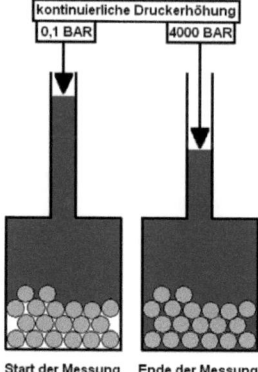

Abbildung 4.4.2-4   Fehlmessungen durch intergranulare Poren

Die Ergebnisse dieser Messreihe legen nah und stimmen in diesem Punkt mit denen von Westermarck und Tonnelier überein [112, 122, 121], dass die intergranularen Poren sich in einem Bereich großer Porendurchmesser und die intragranularen im Bereich kleiner Porendurchmesser wiederfinden lassen. Aus diesem Grund wurde der kumulative Verbrauch des Quecksilbers nicht wie üblich von großen zu kleinen Porendurchmessern aufgetragen (z.B. Abb. 4.4.2-1), sondern von kleinen zu großen (s Abb.4.4.2-5).

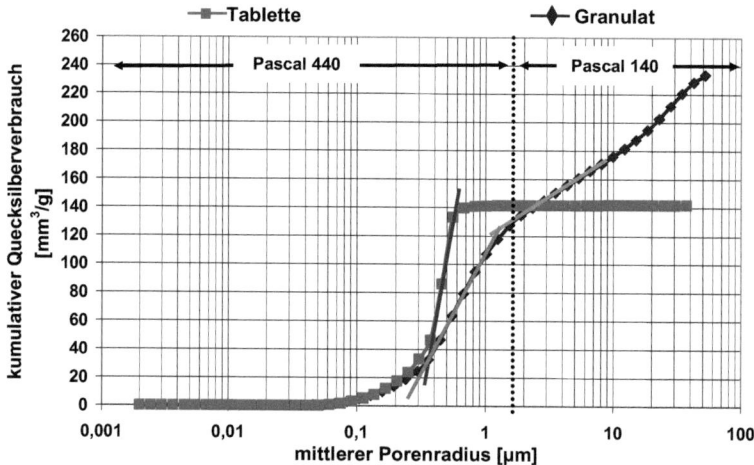

Abbildung 4.4.2-5   Kumulativer Quecksilberverbrauch startend vom kleinsten Durchmesser für Tabletten aus Avicel 105 mit einer Relativen Dichte von 0,75 und den daraus hergestelltem Granulat

Wie am Beispiel für Avicel-Tabletten mit einer Relativen Dichte von 0,75 und dem daraus hergestelltem Granulat zu erkennen ist, verlaufen beide Graphen bei kleinen Porendurchmessern ähnlich (s. Abb. 4.4.2-5). Ab einer Porengröße von ca. 0,1 µm beginnt bei beiden Graphen ein exponentieller Anstieg im Verbrauch an Quecksilber (lila und orange Linie). Während dieser Anstieg in der Tablette bei ca. 0,7 µm aufhört und es zu keinem weiteren Quecksilberverbrauch kommt, folgt beim Granulat ein weiterer konstanter Anstieg (grüne Linie ab ca. 1,5 µm), der bis zum maximalen Porendurchmesser nicht mehr aufhört. Da die Porenverteilung in Tabletten und den durch Mahlen der Tabletten hergestellten Granulate ähnlich verlaufen muss, da das Granulat die Tablette gebildet hat, gibt das Ende der ersten exponentiellen Steigung das wahrscheinliche Ende der intragranularen Porosität der Granulate wieder.

Zur Bestimmung des Endpunktes der ersten exponentiellen Steigung für die Granulate, half die Beobachtung, dass sowohl der erste exponentielle Anstieg, als auch die stetige Zunahme des Quecksilberverbrauches, im Anschluss an die intragranularen Poren, sich linear in einem logarithmiertem Diagramm darstellten (grüne und orange Linie; vgl. Tablette violette Linie). Somit wurde der Schnittpunkt der beiden Linien als Ende der inter- und Beginn der intragranularen Poren angenommen. Hierfür werden beide Linien als Gleichung dargestellt, gleichgesetzt und nach x aufgelöst. Der so errechnete x-Wert spiegelt somit den größten Porendurchmesser der intragranularen Porenverteilumg wieder.

Dieses ist keine genaue Grenze, aber wie Wikberg und Alderborn festhalten, gibt es in bestimmten Bereichen keine genaue Grenzen zwischen den beiden Porenarten [126], denn auch in der Tablette liegen inter- und intragranulare Poren vor, die sich aber nicht unterschiedlich darstellen lassen. Die Werte der Tabelle 4.4-2 und die Abbildung 4.4.2-6 zeigen jedoch, dass sich auf diese Art der Messwertbearbeitung ähnliche Porenverteilungen für Tabletten und Granulate zu finden sind.

Während die Porenverteilung durch die Bearbeitung der Messwerte nun in Einklang zu bringen sind, ist der Unterschied im kumulativen Verbrauch an Quecksilber und damit auch indirekt der Unterschied in der Porosität umgekehrt worden. Tabletten scheinen eine höhere Gesamtporosität aufzuweisen als ihre Granulate.

Ergebnisse & Diskussion

		Min. Porenradius [µm]	Max. Porenradius [µm]	Intrudiertes Quecksilber [mm³/g]
RD 0,675	Tablette	0,0301	1,269	265,56
	Granulat	0,03745	1,319	176,65
RD 0,75	Tablette	0,0503	0,829	142,21
	Granulat	0,0456	0,75	79,21
RD 0,825	Tablette	0,04595	0,45	66,51
	Granulat	0,0448	0,573	59,98

Tabelle 4.4-2 Werte für Avicel 105 Tabletten und den aus ihnen hergestellten Granulaten nach Bearbeitung der Messwerte

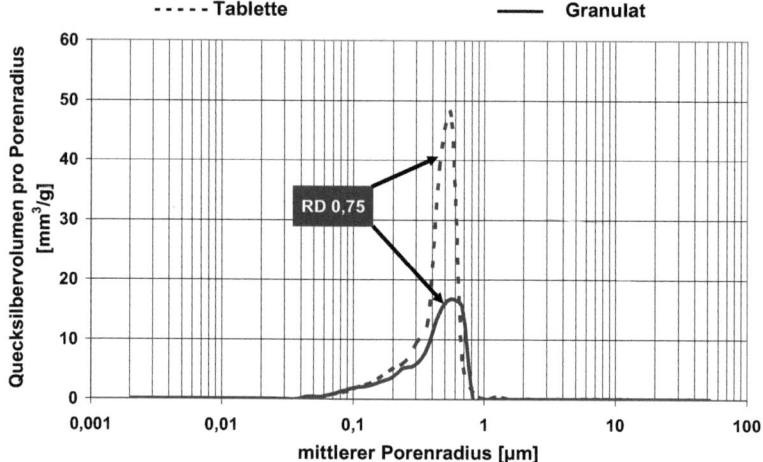

Abbildung 4.4.2-6 Porenverteilung der Avicel Tabletten und aus ihnen hergestellten Granulaten mit RD 0,75 nach Bearbeitung der Messwerte

Für die Zerkleinerung eines Partikels, Einzelkörpers oder wie in diesem Fall einer Tablette, muss ein Bruch herbeigeführt werden. Die Bruchbildung beginnt bei Materialfehlern wie z.B. Hohlräumen oder unebenen Oberflächen. So beschreibt Sucker einen Zerkleinerungsprozess [108] und bestätigt damit die gefundenen Werte. Durch den Mahlprozess werden Brüche vorwiegend an den Grenzflächen zwischen Feststoff und Luft entstehen. Stellt man sich nun eine Tablette als Dispersion aus Gas in einem Festkörper vor, entspricht ein Granulat einer Dispersion von Partikeln in Gas.

Nyström wählte etwas abstraktere Modelldarstellung für Tabletten (Abb. 4.4.2-7). Er beschrieb, dass gerade für plastisch deformierende Substanzen die erste Modelldarstellung anzunehmen ist [75]. Durch das zermahlen einer Tablette kommen wir aber zwangsläufig zur zweiten Modelldarstellung. In dieser wird deutlich, dass hier weniger Lufteinschlüsse vorhanden sind, die Einfluss auf die Gesamtporosität haben können. Damit muss folgerichtig der kumulative Verbrauch für die Granulate geringer sein.

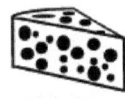
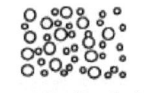

A Swiss Cheese   A particulate dispersion in air

Abbildung 4.4.2-7   Modelldarstellungen einer Tablette von Nyström aus [75]

4.4.2.2 Vergleich zwischen Quecksilberporositätswerten von Tabletten und Granulaten

Mit der oben erwähnten Methode zur Reduzierung der Messdaten des Pascal-Systems ist es nun möglich, Tabletten und Granulate mit dem Quecksilberporosimeter zu messen und die Ergebnisse zu vergleichen. Dabei fällt auf, dass in Abhängigkeit zur Vorpresskraft, die Unterschiede zwischen Granulat und Tabletten variieren.

Erst ab einer Presskraft von 300 MPa scheinen Tablettenporosität und Granulatporosität annähernd gleich zu sein. Dieses verwundert nicht, wenn man sich noch einmal die Tablettenoberflächen bei verschiedenen Presskräften vor Augen führt. Je mehr Presskraft ausgeübt wird, desto dichter werden die Partikel zusammengelagert. Nach Nyströms Modell bedeutet das, dass weniger Lufteinschlüsse in der Tablette vorhanden sind. Somit verringert sich beim steigenden Pressdruck die Überschätzung der Porosität. Damit wird aber auch klar, dass zur Erklärung von Granulateigenschaften, die sich auf deren Porosität beziehen, nur die Messung der Granulate einen Aufschluss geben kann.

Ergebnisse & Diskussion

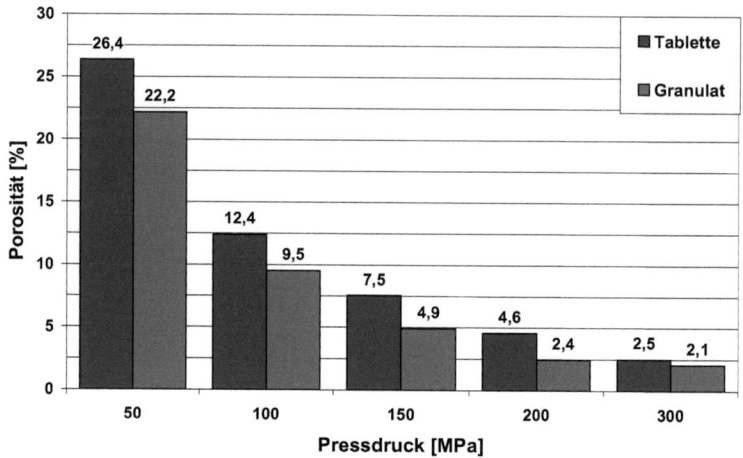

Abbildung 4.4.2-8 Vergleich der Gesamtporosität von Avicel Tabletten und den daraus hergestellten Granulaten

In der Abbildung 4.1.1.3 ist auffällig, dass die Tablettiereigenschaften für reine Avicelgranulate ab 200 MPa sich kaum unterscheiden. Die Werte der Abbildung 4.4.2.8 zeigen, dass sich die Porosität zwischen diesen Granulaten kaum noch unterscheidet. Im Gegensatz dazu halbiert sich die Porosität für die Tablette von 200 auf 300 MPa. Daher wird der Begründung unterstützt, dass die Granulatporosität das Verhalten bei der Wiederverpressung beeinflusst.

Für binäre Mischungen kann dieses Verhalten auch beobachtet werden. Wie in den folgenden Abbildungen zu sehen, wird dieses Verhalten aber durch den Zusatzstoff variiert.

Der Zusatz von Eudragit RS PO führt zu einer Angleichung der Porositätswerte für Tabletten und Granulaten bei geringeren Pressdrücken als zuvor gesehen. Ab 200 MPa sind die Unterschiede zwischen den Porositäten so gering, dass hier von gleichen Werten ausgegangen wird. Eine weitere Erhöhung der Presskraft führt zwar zur Verringerung der Porosität, aber diese ist nur gering ausgeprägt und fällt bei Tabletten und Granulat ähnlich aus (Abb. 4.4.2-9).

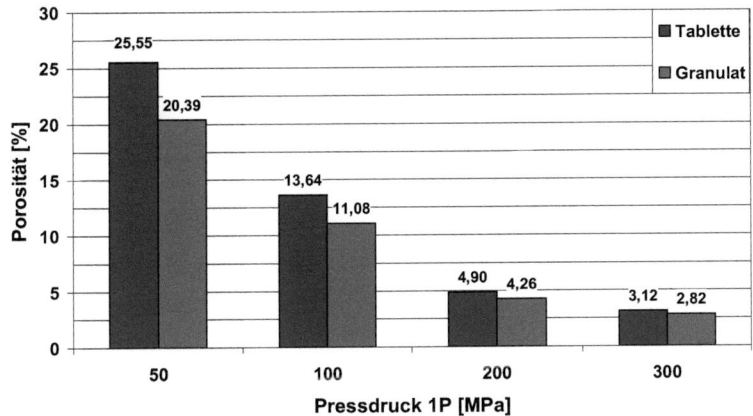

Abbildung 4.4.2-9 Vergleich der Gesamtporosität von Avicel/Eudragit RSPO Tabletten und den daraus hergestellten Granulaten

Gar nicht mehr vorhanden sind die Unterschiede durch den Zusatz von Di-Cafos PA (Abb. 4.4.2-10). Unabhängig vom Pressdruck zeigen sowohl die Tabletten, als auch die Granulate, ähnliche Porositätswerte. Aufgrund der Werte lässt sich sogar ein höherer Porositätswert für die Granulate von höherem Pressdruck postulieren, jedoch ist der Unterschied kaum höher als 1% und damit vernachlässigbar.

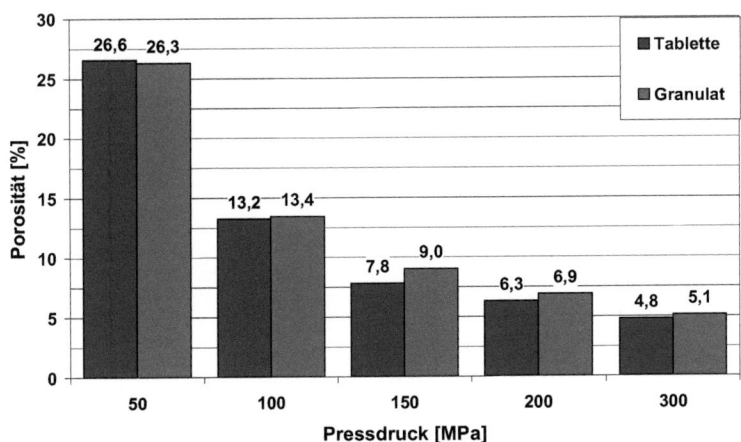

Abbildung 4.4.2-10 Vergleich der Gesamtporosität von Avicel/Di-Cafos PA Tabletten und den daraus hergestellten Granulaten

4.4.2.3 Vergleich der Granulatporositäten von Avicel und seinen binären Mischungen

Da, wie im Kapitel zuvor gesehen, die Porositätswerte zwischen Tabletten und Granulaten nicht übereinstimmen, ist es auch fraglich, ob die Betrachtung der Porosität bzw. Relativen Dichte mit der Tabletten nach der „out of die" Methode uns nicht falsche Gegebenheiten wiederspiegelt.

Zusammenfassend aus dem Kapitel 4.1., in dem die Relativen Dichten der Tabletten mittels der „Out-of-die" Methode errechnet wurden, kann eine Reihenfolge mit zunehmender Porosität von reinem Avicel < Zusatz von Di-Cafos PA < Zusatz von Eudragit RS PO aufgestellt werden (Abb. 4.4.2-11). Aufgrund dieser Reihenfolge ist es nicht möglich, einen Zusammenhang zu den Wiederverpressungseigenschaften zu erkennen. Hier geht die Reihenfolge sortiert nach positiven Eigenschaften von Zusatz Eudragit RS PO < Avicel 105 < Zusatz von Di-Cafos Pa hin.

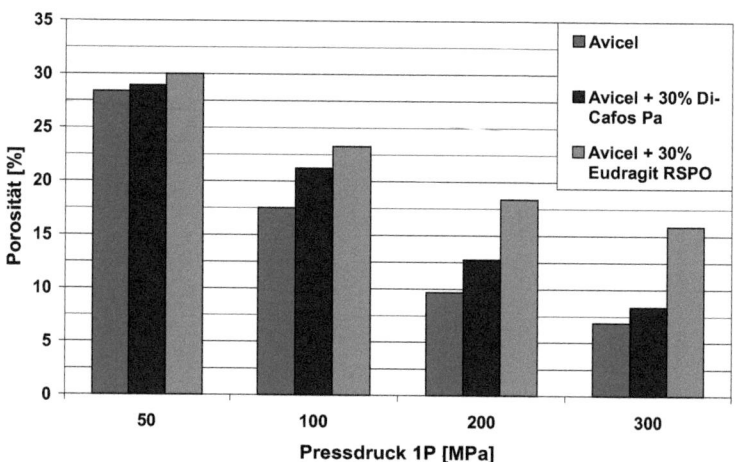

Abbildung 4.4.2-11 Porositätswerte von den Substanzen berechnet nach der "out of die" Methode gegen den Pressdruck

Werden hingegen die Werte der Granulatporosität, gemessen mit dem Quecksilberporosimeter, betrachtet, sind Porositätswerte und die positiven Wiederverpressungseigenschaften besser in Einklang zu bringen. In diesem Fall bewirkt der Zusatz von Di-Cafos PA eine Steigerung der Granulatporosität gegenüber den anderen Substanzen bei gleichem Pressdruck (Abb. 4.4.2-11).

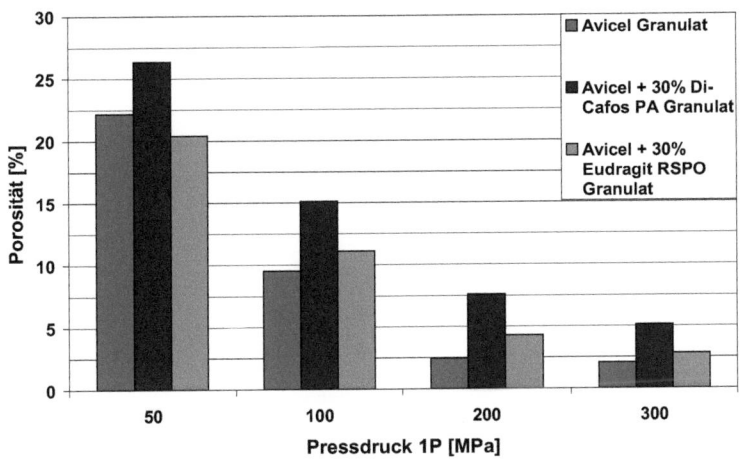

Abbildung 4.4.2-12   Porositätswerte von Granulaten verschiedener Pressdrücke gemessen mit dem Quecksilberporosimeter

Mit Hilfe dieser Grafik sind jedoch noch nicht alle Fragen im Bezug auf die Wiederverpressbarkeit beantwortet. Wie in der Abbildung 4.4.2-12 zu sehen, hat das Granulat der binären Mischung aus Avicel und Eudragit RS PO eine größere Porosität, als reine Avicel Granulate. Aus diesem Grund sollten sie auch bessere Werte für die Wiederverpressung liefern, was jedoch nicht der Fall ist.

4.4.3 Fazit

Aufgrund der erhobenen Daten lässt sich schlussfolgern, dass der Zusatz von Di-Cafos PA sich positiv auf die Granulatporosität auswirkt. Die Porosität der Granulate, hergestellt mit hohem Pressdruck, ist mehr als doppelt so hoch wie bei reinem Avicel.

Auswirkungen hat die Porosität der Granulate auf die Porengrößenverteilung der aus ihnen entstehenden Tabletten. Je poröser die Granulate, desto kleiner werden die Poren in den daraus hergestellten Tabletten. Dieses hat zur Folge, dass aufgrund der Annäherung der Partikel Bindungspunkte in einer Tablette entstehen, die zu ihrer Festigkeit beitragen.

Auffällig ist in diesem Abschnitt, dass die Messung der Relativen Dichte der Tabletten „Out-of-die", nur ungenügend die Porosität der Granulate darstellt. Ein Vorteil der „Out-of-die"-Methodik besteht in der Einbeziehung von elastischen

Rückdehnungen nach dem Presskraftmaximum. Nur so können korrekte Aussagen über gewisse Tabletteneigenschaften, vor allem die der Tablettenhöhe, in Abhängigkeit vom Pressdruck getroffen werden [123], wenn die Tablette vor der Vermessung genug Zeit zur Rückdehnung erfährt [31]. Jedoch scheint gerade dieser Rückdehnungseffekt die Diskrepanz zwischen Granulat- und Tablettenporosität zu erhöhen. Tabletten aus Avicel und besonders Tabletten aus der binären Mischung von Avicel und Eudragit RS PO zeigen eine ausgeprägte Rückdehnung nach der Tablettierung, während der Zusatz von Di-Cafos PA zu Avicel dem ganzen abträglich ist.

4.5 Deformationsverhalten nach Heckel

Die Methode der Beschreibung des Dichte-Pressdruck-Verhältnisses nach Heckel ist eine seit langem bekannte und weit verbreitete Art, die Verdichtung eines Pulvers während des Pressvorganges zu beschreiben. Dabei wird mit Hilfe von Wegaufnehmern die Stempelbewegung in der Matrize gemessen und durch den Abstand der Stempelspitzen die Höhe des Pulvers in der Matrize berechnet. Das an der Flexitab angebrachte Meßsystem ist in der Lage, bis zu 20.000 digitale Datenpunkte pro Sekunde zu generieren. So kann für jeden beliebigen Pressdruck eine Pulverdichte dargestellt werden. In Abb. 4.5-1 ist ein solcher Verlauf schematisch dargestellt. Im Allgemeinen wird dieser Verlauf in drei Abschnitte unterteilt.

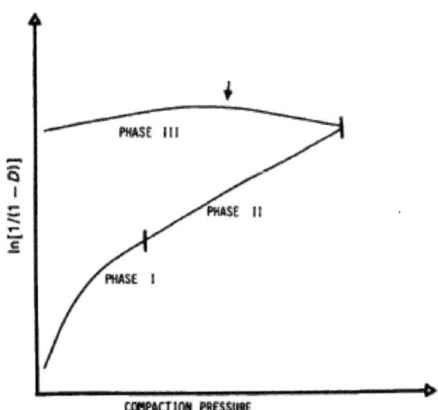

Abbildung 4.5-1   Schematische Darstellung eines Heckel-Plots mit Unterteilung der drei Phasen unterschiedlicher Volumenreduktions-Mechanismen aus [28]

In Phase I ist der Pressdruck noch sehr gering. Hier kommt es zu Partikelbewegungen, indem Partikel in vorhandenen Leerräumen der Matrize aneinander abgleiten. Auch können leicht zur Fragmentierung neigende Substanzen brechen und kleinere Zwischenräume ausfüllen. Diese Phase wird auch im Allgemeinen als „Rearrangement-Phase" bezeichnet [133].

Den für die Analyse nach Heckel interessante Teil stellt Phase II dar. In diesem Bereich ist ein linearer Verlauf der Kurve zu beobachten. Damit besteht hier die von

Heckel verwendete Möglichkeit, den Dichte-Pressdruck-Verlauf als Kinetik erster Ordnung darzustellen [43-45]. Aus dieser Phase wird auch, als Kehrwert der Steigung, die so genannte Yield Pressure (P_y) ermittelt. Die Yield Pressure wird einheitlich verwendet um die Neigung einer Substanz zur plastischen Verformung zu beschreiben [49]. Dabei stellen kleine Werte für die Yield Pressure eine hohe Plastizität dar und große eine Neigung zu sprödbrüchigem Deformationsverhalten. Es sei hier aber noch einmal darauf hingewiesen, wie bereits im Kapitel 3.2.2, dass die Elastizität von Substanzen zu fehlerhaften Ergebnissen führen kann [28]. Elastische Substanzen verkleinern die Werte für die Yield Pressure ohne plastisches Fließen, daher sollten diese Werte mit Bedacht zur näheren Beschreibung des Verdichtungsverhaltens herangezogen werden.

Mit der Phase der Dekompression beginnt Phase III des Heckel-Plots. Viele sehen in ihr eine Möglichkeit die elastische Rückdehnung einer Substanz und damit ihr elastisches Potential zu beschreiben. Dies beruht auf der Überlegung, dass, würde keine elastische Rückdehnung erfolgen, ab dem Punkt der Dekompression ein nahezu horizontaler Verlauf des Graphen erkennbar sein müsste. Dieses stimmt aber nur für den Zeitraum, in dem der Stempel auch wirklich auf der Tablette aufliegt, wie Lammens zeigte [62]. Dadurch begründet ist diese Möglichkeit zur Messung der elastischen Rückdehnung unzureichend.

Der in Phase III durch einen Pfeil gekennzeichnete Punkt stellt den Zeitpunkt der maximalen Verdichtung im Presszyklus dar. Dieser ist verschoben zum Zeitpunkt der maximalen Presskraft [92] und durch eine Kraftrelaxation [85] während des Prozesses der Verdichtung begründet. Neben den maschinellen Aspekten tragen auch plastische Deformationen zum Ausmaß der Relaxation bei. Aus diesem Grund wurde diese Eigenschaft auch als ein Maß der Plastizität diskutiert [96].

In vielen früheren Untersuchungen wurde der Vorgang der Verdichtung von Materialien als zweistufig, analog der Phasen I und II beschrieben. [8, 19, 40]. In diesen Versuchen wurden weitere Zusammenhänge zwischen Pressdruck und Dichte und den aus der Verdichtung resultierenden Eigenschaften des Endproduktes gezogen.

Van der Zwan und Siskens fasten zusammen, dass diese Untersuchungen hauptsächlich an unporösen Materialien durchgeführt worden sind. Bei porösen Materialien, zu denen besonders die granulierten Substanzen zu zählen sind, gehen sie deshalb von einer vierstufigen Verdichtung aus [114].

    I. Auffüllen Hohlräume zwischen den Granulaten
    II. Fragmentierung und plastische Deformation der Granulate
    III. Auffüllen der Hohlräume zwischen den Primärpartikeln
    IV. Fragmentierung und plastische Deformation der Primärpartikel

Abbildung 4.5-2   Auflistung der vier Verdichtungsstufen aus [114]

Die in Abb. 4.5.-2 zusammengefassten Verdichtungsstufen konnten von Lukasiewicz et al. nicht bestätigt werden, denn sie konnten in ihren Versuchen nur drei Stufen ausmachen. In seiner Arbeit machten Lukasiewicz et al. aber auch einen Unterschied zwischen porösen und unporösen Materialien aus [68]. Da diese Verdichtungsstufen nicht separat, aufeinander folgend, verlaufen, können sie sich auch überlappen. Auf dieses Phänomen haben van der Zwan und Siskens jedoch hingewiesen.

Aus diesen Überlegungen heraus werden die Heckel-Daten von Pulvern und Trockengranulaten auf Unterschiede in den Phasen I und II untersucht. Die Trockengranulate sollten sich hier augrund der Komplexität ihrer Verdichtung unterscheiden und so evtl. einen Rückschluss auf wichtige Vorgänge in der Verdichtungsphase zulassen.

4.5.1 Verdichtungsverhalten der Ausgangsware

Für Mikrokristalline Cellulose und Calciumphosphate sind in der Literatur viele In-Die-Porositäts-Pressdruck-Kurven zu finden [17, 21, 24]. Je nach Hilfsstoff-Type können diese aufgrund der unterschiedlichen Partikelgröße, -dichte, -oberfläche u.v.m. leicht variieren [104]. Einstimmig werden jedoch für MCC plastisches und DCP sprödbrüchiges Kompressionsverhalten postuliert.

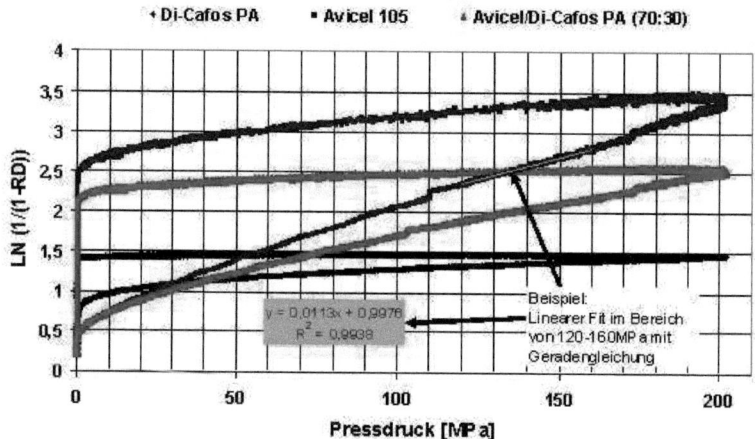

Abbildung 4.5.1-1 Heckel-Plot von Avicel 105 und Di-Cafos PA und deren Mischung 70/30 (m/m) mit Beispielrechnung

Die in Abb. 4.5.1-1 dargestellten Heckel-Plots der reinen MCC- und DCP- Varianten stellen diesbezüglich keine Ausnahmen dar. Während das Avicel 105 sich über einen weiten Pressdruck-Bereich immer weiter verdichten lässt, zeigt Di-Cafos PA nur eine geringe Veränderung der Dichte über denselben Druckbereich. Die aus der Steigung ermittelten Werte (s. Tabelle 4.5.1) sind dementsprechend >>100 für das sprödbrüchige Di-Cafos PA und <100 für MCC.

Eine weitere Unterscheidung zwischen plastischem und sprödbrüchigem Verhalten kann aufgrund der Nicht-Linearität des Graphen getroffen werden. Dieser als CC bezeichnete Wert beruht auf der Tatsache, dass sprödbrüchige Substanzen beim Verdichten aufgrund von zufälliger Fragmentierung einen nicht linearen Verlauf, hauptsächlich in der Phase I, zeigen. Sowohl De Boer et al., als auch Duberg und Nyström haben diese Methode beschrieben und versucht zu etablieren [24, 30]. Während jedoch De Boer et al. den CC-Wert über den gesamten Verlauf des Grafen berechneten, berechneten Duberg und Nyström den Wert nur zwischen 10 und 50 MPa. Damit ist dieser Wert, genau wie der P_y, eine für einen ausgewählten Bereich gültige Größe und nicht als Absolutwert anzusehen.

	k [MPa^{-1}]	A	R^2	P$_y$ [MPa]	CC
Avicel 105	0,0113	0,9976	0,9938	87,9	0,9731
Di-Cafos PA	0,0017	1,1239	0,9928	584,0	0,6952
Mischung (70/30) MCC / DCP	0,0072	1,0403	0,9963	144,5	0,9552
Eudragit RS PO	0,0337	-1,053	0,9986	29,3	0,9804
Mischung (70/30) MCC / RSPO	0,0156	0,6254	0,9958	63,8	0,9759

Tabelle 4.5-1 Zusammenstellung von Heckel-Werten für die Ausgangsstoffe und Mischungen

Während die Heckel-Werte für Avicel und Di-Cafos mit Werten aus der Literatur in Einklang zu bringen sind, zeigen Heckel-Konstanten Werte für das Eudragit, die nicht der Wahrheit entsprechen können. Die Heckel-Konstante A, die die Verdichtung durch Partikelbewegung und Rearrangement beschreibt, nimmt hier einen negativen Wert an. Das würde bedeuten, dass Eudragit RS PO nach der Tablettierung ein größeres Volumen hat als vorher. Die errechnete Yield Pressure gibt ebenfalls ein falsches Bild wieder. Mit einem Wert von ca. 30 MPa müsste Eudragit RS PO eine große plastische Deformationseigenschaft besitzen, was jedoch nicht der Fall ist.

Wie in Abb. 4.4.1-2 zu sehen, zeigt Eudragit RS PO alle Eigenschaften einer elastischen Verformung. In Phase I zeigt Eudragit kaum Veränderungen. In Phase II führt die Elastizität zu extrem niedrigen P_y-Werten und in Phase III ist eine hohe Rückdehnung anzunehmen [28, 33]. Dieses Verhalten wurde auch von Christian beschrieben [16].

Ergebnisse & Diskussion

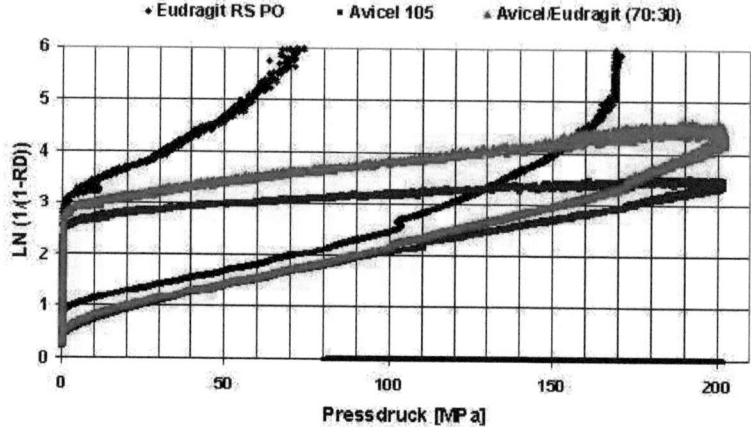

Abbildung 4.5.1-2 Heckel-Plot von Avicel, Eudragit RS PO und deren Mischung 70/30 (m/m)

Der P_y-Wert von Eudragit RS PO ist aber nicht nur aufgrund der Elastizität ungenau. Die Steigung erfährt ab ca. 140 MPa einen dramatischen Anstieg. Ab diesem Zeitpunkt ist die Porosität in der Matrize so gering, dass kleine Volumenänderungen eine große Auswirkung auf das Ergebnis der Heckel-Gleichung haben. Es führt sogar bis zu einem Bereich in dem der Heckel-Plot nicht definiert ist. Dieses ist der Fall für Werte von RD ≥ 1. Das Pulver wird also in der Matrize über die gemessene Partikeldichte verdichtet.

Die Mischungen aus Avicel und Di-Cafos PA bzw. Avicel und Eudragit RS PO zeigen ein zusammengesetztes Verdichtungsverhalten aus den in ihnen enthaltenen Einzelsubstanzen. Während bei der Mischung aus Avicel und Di-Cafos PA die Yield Pressure ansteigt und der CC-Wert leicht absinkt, sinkt bei einer Mischung aus Avicel und Eudragit RS PO die Yield Pressure ab, und der CC-Wert verändert sich nicht.

Ilkka und Paronen fanden bei ihren Untersuchungen ähnliche Ergebnisse für Pulvermischungen. Sie zeigten auf, dass die Verdichtungsmechanismen in Mischungen stark von den Mechanismen der Ausgangssubstanzen beeinflusst werden. Je nach Deformationsverhalten und Massen- bzw. Volumenanteil in der Mischung kann jedoch der dominante Mechanismus von Substanz A zu Substanz B wechseln. Sie konnten dadurch für die meisten Mischungen keinen linearen

Zusammenhang finden. Eine Ausnahme bildete dabei die Mischung, die sich aus zwei plastisch verformenden Komponenten zusammensetzt [55].

Zusammenfassend kann also geschlussfolgert werden, dass der Zusatz eines sprödbrüchigen Materials die Yield Pressure und damit den Widerstand der Mischung gegen eine Verdichtung erhöht, während der Zusatz eines elastischen Materials die Verdichtung einer Pulvermischung erleichtert. In Abb. 4.4.1-3 ist die Änderung der Porosität in der Matrize über den Pressverlauf ohne die Umrechnung nach Heckel dargestellt.

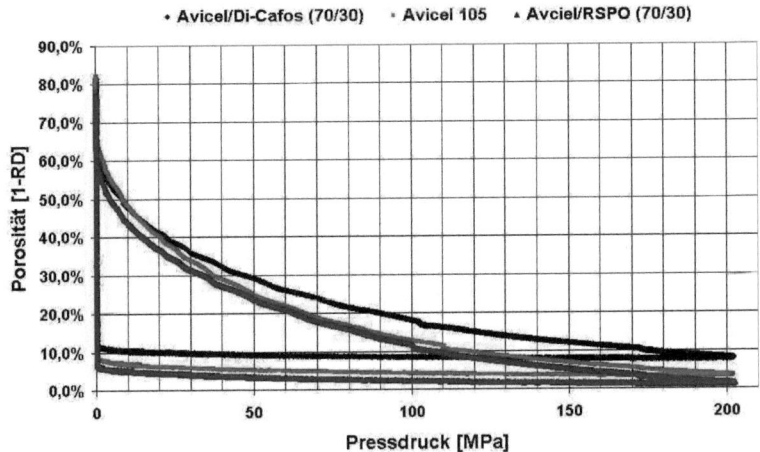

Abbildung 4.5.1-3   "In-Die" Porosität gegen Pressdruck von Avicel und den Mischungen mit Di-Cafos PA und Eudragit RS PO, je 70/30 (m/m)

In dieser Abbildung fällt auf, dass die Mischung Avicel/Eudragit nun die geringste Porosität bei ca. 200 MPa Pressdruck aufweist. Wird mit den Ergebnissen der Porosität „In-Die" eine Reihenfolge nach steigender Porosität bei gleichem Pressdruck aufgestellt, können wir nun beobachten, dass diese mit der Reihenfolge mit steigender Festigkeit der wiederverpressten Granulate übereinstimmt.

Mischung Avicel/Eudragit < Avicel < Mischung Avicel/Di-Cafos

Weiterhin ist hier anzumerken, dass der Punkt der Null-Prozent-Porosität, während der Verdichtung, der Bereich ist, an dem Porositäten für Tabletten und Granulate als gleich zu bezeichnen sind. Dieser ist für die Mischung Avicel/Eudragit bei ca. 200

MPa, wie in Abb. 4.5.1-3 ersichtlich (Vergleich s. Abb. 4.4.2-9) und für reines Avicel 105 bei einem Wert von knapp unterhalb von 300 MPa, wie in früheren Versuchen ermittelt wurde. Ab diesem Zeitpunkt kann die Porosität sich nur durch eine elastische Rückdehnung bilden und scheint sich gleichmäßig über die Tablette zu verteilen. Dieses wird durch die gleiche Porosität von Tabletten und Granulaten ersichtlich.

4.5.2 Deformationsverhalten der Trockengranulate nach Heckel

Um das Deformationsverhalten von Trockengranulaten bestimmen zu können, mussten zuvor die Granulate nach Korngrößen fraktioniert werden. Wie schon beschrieben, werden die Heckelparameter neben experimentellen Einflüssen besonders von den Partikeleigenschaften beeinflusst. Dazu gehört im Speziellen die Korngröße [33, 49]. Die Trockengranulate von Avicel und den zwei zu untersuchenden Mischungen wurden in je drei Fraktionen mit den Korngrößen 125-250 µm, 355-500 µm und 710-1000 µm unterteilt. Zuvor wurden von dem Pulver bzw. den Pulvermischungen drei Trockengranulate mit den Pressdrücken 50, 100 und 200 MPa nach bekanntem Verfahren hergestellt.

4.5.2.1 Vergleich des Deformationsverhaltens nach Substanzen

In Tabelle 4.5-2 sind die Heckelwerte für Trockengranulate der Korngrößeklasse 355-500 µm, hergestellt mit unterschiedlichen Pressdrücken aufgelistet. Nicht nur die Werte, sondern auch die exemplarisch ausgewählte Abb. 4.5.2-1 zeigen einige Gemeinsamkeiten mit den Werten bzw. dem Profil der Ausgangsware.

	Vorpressruck [MPa]	k [MPa^{-1}]	A	R^2	P_y [MPa]	CC
Avicel 105	50	0,0148	0,7991	0,9952	67,2	0,9587
	100	0,0140	0,8751	0,9961	71,5	0,9595
	200	0,0136	0,9112	0,9968	73,3	0,9689
Mischung (70/30) MCC / DCP	50	0,0066	1,1762	0,9953	150,7	0,9361
	100	0,0071	1,1625	0,9968	140,4	0,9397
	200	0,0070	1,1678	0,9972	142,5	0,9563
Mischung (70/30) MCC / RSPO	50	0,0373	-1,3965	0,9404	26,7	0,9404
	100	0,0163	0,7664	0,9962	61,4	0,9541
	200	0,0325	-0,8501	0,9888	30,4	0,9711

Tabelle 4.5-2   Heckel-Daten für Trockengranulate mit einer Granulatgröße zwischen 350-500 µm von Avicel und den Mischungen mit Di-Cafos PA und Eudragit RS PO 70/30 (m/m)

Ergebnisse & Diskussion

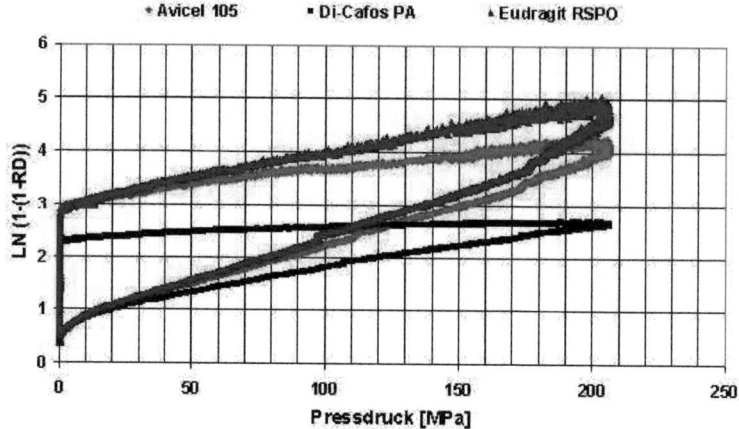

Abbildung 4.5.2-1 Heckel-Plot von Granulaten der Korngröße 355-500 μm hergestellt bei 100 MPa Pressdruck von Avicel und den Mischungen entweder mit Di-Cafos PA oder Eudragit RS PO je 70/30 (m/m)

Da die Werte für die Mischung Avicel/Eudragit sehr stark aufgrund der Elastizität schwanken, werden sie in der weiteren Diskussion nicht näher erwähnt. Nur die CC-Werte, die bei geringem Pressdruck ermittelt wurden, werden zum Vergleich herangezogen. Im Bereich geringen Pressdruckes ist auch die Abweichung, die bedingt durch elastische Phänomene vorliegt, zu vernachlässigen.

Allgemein zeigen die Daten, dass sich das Deformationsverhalten zwischen Ausgangssubstanz und Trockengranulat kaum unterscheidet. Avicel-Granulate zeigen, wie ihre Ausgangssubstanz, einen P_y-Wert, der plastisches Fließen als Verdichtungsverhalten andeutet. Dabei scheint dieses Verhalten sich durch die Granulation sogar noch zu verbessern, was aber auch an den verbesserten Fließeigenschaften des Granulates gegenüber der Ausgangsware liegen kann. Avicel-Granulate zeigen aber unter den Granulaten eine geringe Erhöhung der Yield Pressure in Abhängigkeit zum Pressdruck der Herstellung. Man könnte hierdurch auf eine Verminderung der plastischen Fließeigenschaften durch höheren Herstellungsdruck schließen.

Dieser These scheint aber auf den zweiten Blick nicht ursächlich dafür zu sein, warum Avicel-Trockengranulate in der Wiederverpressung schlechter abschneiden als die Trockengranulate aus einer Mischung mit Di-Cafos PA. Diese Mischung zeigt in der Wiederverpressung der Granulate höhere P_y-Werte als Avicel. Mit Werten zwischen 140 und 150 MPa ist diese im gleichen Bereich wie die Ausgangsware und außerhalb des Bereiches für plastische Deformation.

Unterschiede lassen sich jedoch in der Heckel-Konstanten A ausmachen. Während dieser Wert für die Granulate aus Avicel/Di-Cafos vom Pressdruck unabhängig zu sein scheint, ist für die Avicel Granulate eine Abhängigkeit zu erkennen.

Weitere Unterschiede zwischen den drei Testsubstanzen lassen sich ebenfalls in der CC erkennen. Dieser Wert, der für die Veränderung des Heckel-Plots im Bereich der Phase I steht, zeigt jedoch eine Abhängigkeit von der zur Herstellung aufgewandten Kraft. Für alle drei getesteten Materialien steigt dieser Wert mit größer werdendem Pressdruck. Vom Zahlenwert her zeigt die Mischung Avicel/Di-Cafos PA jedoch die größte Veränderungsbereitschaft in der Phase I, während Avicel und die Mischung Avicel/Eudragit sich in ihren Werten nur minimal unterscheiden.

4.5.2.2 Die Heckel-Konstante A

Die Konstante A wurde von Heckel verwendet, um die Verdichtung der Pulverteilchen zu Beginn der Kompression zu bewerten [43]. Änderungen in dieses Wertes werden nach Rees und Hersey durch Änderungen in der Dichte des Ausgangspulvers hervorgerufen [48]. Diese ist, wie zu Anfang schon erwähnt, durch Faktoren wie Korngröße, Partikelbeschaffenheit, Partikeloberfläche u.v.m. beeinflusst. Da die Granulate im untersuchten Fall alle der gleichen Konrgrößenklasse entsprechen, wird die Verringerung der Porosität der Granulate durch eine Erhöhung der zur Herstellung aufgewandten Kraft hervorgerufen.

Aufgrund ihrer Versuchsergebnisse, gestützt von den Ergebnissen von Hardman und Lilley [42], stellten Hersey und Rees zwei unterschiedliche Typen von Verdichtungsverhalten gleicher Pulver mit unterschiedlichen Pulverdichten fest (Abb. 4.4.2-3). Dabei legten sie die Heckel-Gleichung zu Grunde und konnten Unterschiede im Aussehen bestimmten Deformationsmechanismen zuordnen [48].

Ergebnisse & Diskussion

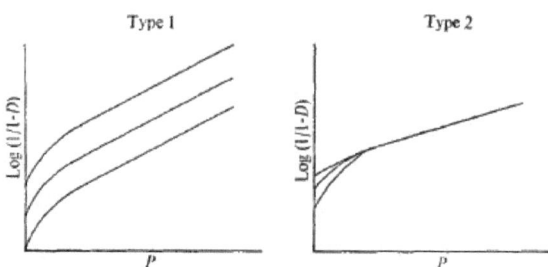

Abbildung 4.5.2-2   Unterschiede im Deformationsverhalten nach Hersey & Rees [48]

Der Typ 1 zeichnet sich durch eine parallele Verschiebung der Phasen I und II der Heckel-Gleichung aus. Dabei werden gleiche Steigungen und somit eine gleiche Yield Pressure erreicht, doch unterscheiden sich die Heckel-Geraden in ihrem Schnittpunkt mit der Y-Achse, also in der Konstante A. Dieses Verhalten wurde für Substanzen festgehalten, bei denen in Phase I nur Rearrangement aufgrund von Aneinanderabgleiten der Partikel stattfindet. Im Anschluss daran folgt in der Phase II eine plastische Verformung.

Auch der Typ 2 zeigt im Anschluss an die Phase I plastische Deformation nach Hersey und Rees. Jedoch zeigen die Partikel zuvor eine starke Fragmentierung. Dadurch wird die Ausgangsform zerstört und erst ab einem bestimmten Druck liegen alle Linien übereinander. Dieses wird durch gleiche Werte für die Konstanten A und k bzw. P_y definiert.

Die Werte der Tabelle 4.5-2 und die Abb. 4.5.2-4 u. 5 lassen vermuten, dass genau hier ein Unterschied zwischen reinen Avicel-Granulaten und den Granulaten aus der Mischung Avicel/Di-Cafos PA liegt. Während die Werte für die Konstante A bei Avicel Granulaten in Abhängigkeit zum Vordruck sich ändern, sind die A-Werte nur minimal anders und damit innerhalb einer gewissen Toleranz.

Ergebnisse & Diskussion

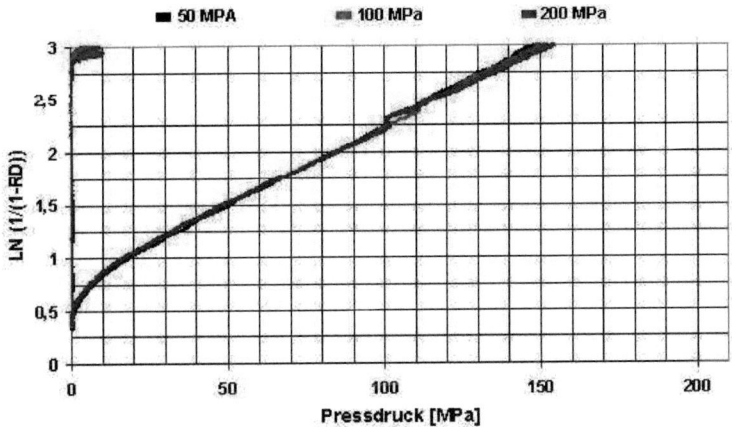

Abbildung 4.5.2-4 Heckel-Plot von Avicel-Granulaten der Korngröße 355-500 µm, hergestellt mit unterschiedlichen Vorpressdrücken

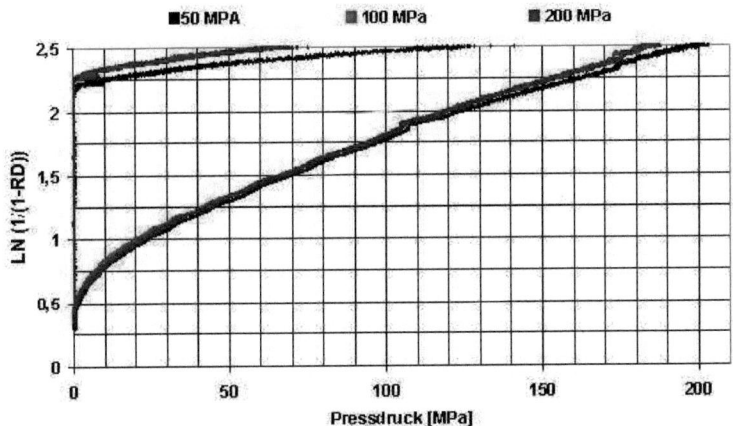

Abbildung 4.5.2-5 Heckel-Plot von Avicel/Di-Cafos PA 70/30 (m/m) -Granulaten der Korngröße 355-500 µm, hergestellt mit unterschiedlichen Vorpressdrücken

Um zu erkennen, dass die oben erwähnten Werte sich auch tatsächlich unterscheiden, werden in Tabelle 4.5-3 noch einmal für Avicel- und Avicel/Di-Cafos PA-Trockengranulate die Werte für P_y, A, B und D_{ab} dargestellt. B stellt den Startwert des Heckel-Plots dar. Es ist also die Pulverdichte bei minimalem Pressdruck. Dieser Wert wurde, analog zu Peter [81], bei einem Pressdruck von 0,2MPa ermittelt, da er eindeutig vom Rauschen des Kraftsignals zu unterscheiden ist.

D_{ab} stellt die Differenz der Werte A und B dar. Sollten Avicel-Granulate gemäß Typ I verhalten, sollte dieser Wert immer gleich bleiben, bei Avicel/Di-Cafos Pa-Mischungen hingegen kleiner werden.

	Kompaktierdruck [MPa]	P_y [MPa]	A	B	D_{ab}
Avicel 105	50	67,2	0,7991	0,424	0,3751
	100	71,5	0,8751	0,472	0,4031
	200	73,3	0,9112	0,494	0,4172
Mischung MCC/DCP 70/30	50	150,7	1,1762	0,386	0,7902
	100	140,4	1,1625	0,456	0,7065
	200	142,5	1,1678	0,473	0,6948

Tabelle 4.5.3 Heckel-Werte für Trockengranulate von Avicel und Avicel/Di-Cafos PA der Korngröße 355-500 µm

Während sich die Avicel Granulate aufgrund der Werte nicht eindeutig dem Typ I zuordnen lassen, lassen sich aber die Granulate der Mischung Avicel/Di-Cafos PA dem Typ II zuordnen. Die Granulate zeigen eine höhere Fragmentierungsneigung und scheinen dadurch einen Vorteil gegenüber den anderen Granulaten zu haben. Diese Theorie wird auch durch die CC-Werte bestärkt.

Auch Alderborn et al. untersuchten Granulate mit unterschiedlichen Fragmentierungsneigungen. Anhand ihrer, mit einem Schnellmischer herge-stellten Granulate, konnten sie eine Korrelation zwischen Fragmentierung der Granulate und Tensile Strength der aus ihnen hergestellten Tabletten nachweisen [2].

Dass diese zwei Graphen nicht zu 100% mit den schematischen Darstellungen von Hersey und Rees übereinstimmen, beruht hauptsächlich auf zwei Gründen. Zum Ersten nahmen Hersey und Rees für ihre Untersuchungen pulverige Substanzen mit unterschiedlichen Korngrößen. In unseren Untersuchungen wurden Trockengranulate mit gleicher Korngröße verwendet. Unterschiede in der Matrizenfüllung beruhen also alleine auf unterschiedlichen Porositäten der Granulate. Des Weiteren ist die Phase I für Granulate wesentlich komplexer als für Pulver. In diesem Fall spielen vermutlich viel mehr Mechanismen eine Rolle als bei der Pulververdichtung, die auf diese Weise nicht dargestellt werden können und sich teilweise überlagern [114]. Zum Zweiten sind die Granulate mit unterschiedlichem Pressdruck hergestellt worden. Die Granulate, die wenig Pressdruck erfahren haben, scheinen sich in einer Zwischenphase des Deformationsverhaltens, zwischen Pulver und Granulat mit hohem Pressdruck, zu befinden. Besonders deutlich scheint es für das Avicel, denn die Veränderungen zwischen Granulaten, hergestellt mit 50 MPa und 100 MPa, sind wesentlich ausgeprägter als zwischen 100 MPa und 200 MPa.

4.5.3 Fazit

Das mehrstufige Deformationsverhalten für Agglomerate [114] ist auf diese Weise leider nicht zu erkennen. Die Heckel-Graphen der Trockengranulate ähneln in ihrem Aussehen denen der Ausgangsware. Dabei unterscheiden sie sich auch nur minimal in den Werten der Heckel-Konstanten. Einen Einfluss des Pressdruckes bei der Herstellung, besonders auf die Yield Pressure, ist zwar für das Avicel-Granulat zu beobachten, jedoch ist dieser nur schwach ausgeprägt.

Auffallend ist, dass sich die Yield-Pressure-Werte der Granulate umgekehrt proportional zu den späteren Tablettenfestigkeiten verhalten. Granulate aus Avicel/Di-Cafos PA, die eindeutig festere Tabletten ergeben, haben den höchsten P_y-Wert. Dabei deuten geringe Yield-Pressure-Werte auf eine plastische Deformation hin, und diese erzeugt bekanntermaßen feste Bindungen.

Der für die spätere Festigkeit der Tabletten wichtigere Deformationsmechanismus scheint in diesem Falle die Fragmentierung zu sein. Nachweislich konnte gezeigt werden, dass die Granulate sich in diesem Punkt unterscheiden. Gerade Granulate mit einem Anteil von DCP zeigen hierzu eine große Neigung.

Unterstützung findet dieser Punkt nicht nur in den Untersuchungen von Granulaten, die Alderborn et al. mit Feuchtgranulaten durchführten [2, 125], sondern schon York stellte 1978 den Einfluss der Phase I auf die Eigenschaften der Tabletten heraus [133].

5 Zusammenfassung

Die Walzenkompaktierung ist aus industrieller Sicht ein ökonomisches Verfahren mit hohem Einsparungspotential gegenüber herkömmlichen Feuchtgranulationsmethoden. Neben dem schonenden Umgang mit Ressourcen zeichnet sich dieses Verfahren zusätzlich durch ein einfaches Funktionsprinzip aus, welches auf mathematischen und physikalischen Gegebenheiten beruht. Dadurch ist es möglich, immer wieder neu aufkommenden regulatorischen Maßnahmen und Ansprüchen, wie z.B. dem kontinuierlichen Produktionsprozess (FDA), Folge zu leisten und Scale-Up-Verfahren zu vereinfachen.

Diese Arbeit basiert auf der Erkenntnis, dass Tabletten, produziert aus Granulaten, die durch ein Trockengranulationsverfahren hergestellt wurden, eine geringere Festigkeit aufweisen, als Tabletten aus den Ausgangspulvern oder zu Teilen auch, als aus der Feuchtgranulation. Zur Untersuchung der Mechanismen die bei der Tablettierung von Granulaten eine Rolle spielen, wurde anhand einer Leitsubstanz die Wiederverpressbarkeit mit und ohne Hilfsstoffzugabe untersucht und im Anschluss daran nach analytisch messbaren Unterschieden gesucht. Als Leitsubstanz diente Avicel 105. Diese Mikrokristalline Cellulose zeichnet sich, wie andere Mikrokristalline Cellulosen auch, durch einen hohen Verlust der Bindungsfähigkeit in Abhängigkeit zum Kompaktierdruck aus, zeigt aber nur eine schlechte Fließfähigkeit, womit diese Substanz vor der Tablettierung einer Granulierung bedarf.

Zur Simulierung der Kompaktierung wurden alle Substanzen mit Hilfe einer pneumohydraulischen Tablettenpresse (FlexiTab, Röltgen, Deutschland) verpresst (Erstverpressung = 1P) und anschließend, nach mindestens 24 Stunden Lagerung, in einer Getreidemühle der KitchenAid (KitchenAid, USA) gemahlen. Die auf diese Weise erhaltenen Granulate wurden wieder mit der FlexiTab zu Tabletten verpresst (Zweitverpressung = 2P), welche zur Beurteilung der Wiederverpressbarkeit auf Kompaktibilität, Kompressibilität und Bindungsfähigkeit untersucht wurden. Beim Arbeiten an der Tablettenpresse wurde auf eine interne Schmierung verzichtet und vor jedem Tablettiervorgang die Stempel und Matrizenwände extern mit Magnesiumstearat bestäubt.

Beurteilung der Wiederverpressbarkeit von Avicel 105 und verschiedenen Mischungen

Aus Mikrokristalline Cellulose-Pulver kann schon mit geringem Pressdruck ein gut fließendes Granulat gewonnen werden, da diese Substanz schon bei geringer Verdichtung eine hohe Bindungsfähigkeit aufweist. Jedoch zeigt sich in dieser Arbeit auch, dass schon die kleinste Vorverdichtung die spätere Bindungsfähigkeit negativ beeinflusst. Dabei ist es nicht alleine die druck- abhängige Verdichtung, die die Bindungsfähigkeit von Avicel herabsetzt, sondern zusätzlich wirkt sich auch noch Kornvergrößerung, bzw. die Oberflächenverkleinerung negativ auf die Festigkeit aus. Aus diesem Grund stehen weniger Bindungspunkte innerhalb der Tablette zur Verfügung und diese ist dann weniger fest.

Ein Zusatz von weiteren plastisch-deformierenden Substanzen, wie es Avicel ist, verändert nichts an dieser Ausgangslage. Daher scheint ein rein plastisches Verdichtungsverhalten von Pulvern generell nicht positiv für die Tablettierung von Trockengranulaten.

Maisstärke und Eudragit RS PO, beide zum Großteil elastisch-deformierende Substanzen, verändern das Verhalten der Granulate. Zuerst einmal wird ersichtlich, dass der Austausch von Avicel durch eine Substanz mit geringer Bindungseigenschaft, die Bindungsfähigkeit der Pulvermischung herabsetzt. Dieses ist aber aufgrund des hohen Anteiles an Avicel in der Mischung vernachlässigbar. Des Weiteren verringert der Zusatz den Einfluss der Granulatgröße auf die Wiederverpressung. Jedoch sind die Werte für die Bindungsfähigkeit zu keinem Zeitpunkt besser als für reines Avicel.

Ebenso wie bei der Mischung von Avicel mit einer elastischen Substanz verhält es sich bei dem Zusatz von sprödbrüchigen Substanzen. Auch diese verringern die Bindungseigenschaften der Ausgangsware. Ein großer Vorteil ist hier aber, dass der negative Korngrößeneffekt nahezu vollständig verschwunden ist. Somit kann von einheitlichen Bedingungen innerhalb des gesamten Granulatbettes ausgegangen werden. Weiterhin konnte gezeigt werden, dass der Zusatz von Di-Cafos PA, einer sprödbrüchigen Substanz, einen Schutzeffekt auf das Avicel ausübt und somit den Verlust der Bindungsfähigkeit bei hohem Kompaktierdruck verringert. Als

Voraussetzung dafür konnten wir aufzeigen, dass jedoch nicht jede zur Fragmentierung neigende Substanz dafür geeignet ist, sondern diese um ein vielfaches kleiner sein muss, als die zu schützende Substanz. In Anlehnung an Yao et al. gehen wir von mindestens einem Faktor 2 - 4 aus [130].

Beste Ergebnisse wurden für ein Mischungsverhältnis von 70/30 (m/m) MCC/DCP erzielt.

Porosität von Tabletten und Granulaten

Mit Hilfe des Quecksilberporosimeters können zwei Informationen aus den Ergebnissen gewonen werden. Einerseits die Gesamtporosität, andererseits die Porenverteilung.

Die Porenverteilung von Tabletten aus Trockengranulaten zeigt eine bimodale Verteilung. Dieses deutet auf das Vorhandensein von zwei verschiedenen Arten von Poren. Die einen, zu kleinen Werten verschoben, sind intragranulare Poren, während die größeren intergranulare Poren darstellen. Eindeutig ist, dass mit Zunahme des Pressdruckes bei der Herstellung der Granulate auch die intergranularen Poren zunehmen und diese somit einen Grund für den Festigkeitsverlust in den Tabletten darstellen. Je höher nun der Zusatz an Di-Cafos PA desto geringer wird der Anteil an intergranularen Poren bei gleicher Gesamtporosität. Somit ist die Gesamtporosität in diesem Teil nur von geringem Interesse.

Bei den Granulaten bzw. den Tabletten aus der Erstverpressung hingegen ist die Gesamtporosität von großem Interesse. Je größer diese ist, desto weniger intergranulare Poren treten auf, wodurch die Festigkeit der Tabletten gefördert wird. Auffällig war, dass nur die Werte für das Granulat aus Avicel/Di-Cafos PA, die gleichen Werte wie für die Tabletten, aus denen sie hergestellt wurden, lieferte. Ebenso gab es eine große Diskrepanz zwischen den Kompressibilitätswerten aus Kapitel 4.1 und den Granulatporositäten. Dieses liegt beides in der elastischen Rückdehnung der Substanzen begründet, zeigt jedoch, dass durch die elastische Rückdehnung die Ausgangsporosität falsch eingeschätzt werden kann. Somit ist nicht das Granulat aus Avicel und Eudragit RS PO am porösesten, sondern das Granulat aus Avicel und Di-Cafos PA.

Deformationsverhalten der Trockengranulate

Unter Verwendung der Deformationsbeschreibung unter Druck nach Heckel konnte weiterhin gezeigt werden, dass besonders die Fragmentierungsneigung der Granulate aus Avicel und Di-Cafos PA den Unterschied zu den anderen Substanzen ausmacht. Die Yield Pressure, Maß der Plastizität und somit „guten" Bindeeigenschaft, zeigt sich bei allen Granulaten als im Wesentlichen vom Druck unabhängig. Damit kann eine Veränderung der Festigkeit in den Tabletten nicht alleine von der Veränderung der Yield Pressure abhängig sein. Einfluss des Pressdruckes ist hauptsächlich in der Rearrangement-Phase zu beobachten. Dieser Einfluss ist bei sprödbrüchigen Substanzen geringer ausgeprägt als bei reinem Avicel und erklärt auch die Verringerung der intergranularen Zwischenräume durch Zusatz einer sprödbrüchigen Substanz.

Schlussfolgerung & Aussicht

Zur Trockengranulation wird auf Grundlage dieser Arbeit eine Kombination aus einer plastisch-deformierenden Substanz (z.B. MCC) mit einem Zusatz von bis zu 30% Calciumphosphat empfohlen. Dabei sollte das Calciumphosphat eine wesentlich kleinere Korngröße als der zu schützende Bestandteil aufweisen.

Da eine Tablette jedoch selten aus einem binären System besteht, ist es von Interesse, in Zukunft auch komplexere Mischungen zu untersuchen. Einige Ergebnisse zu dieser Arbeit lassen jedoch vermuten, dass es sich bei der Zusammensetzung für ternäre, quartäre usw. Mischungen immer um das Gesamtverhältnis von 70/30 plastisch-deformierend/sprödbrüchig handeln wird.

6 Anhang

6.1 Geräte

Bezeichnung & Hersteller	Geräte-Typ
Tablettierwerkzeuge EuB Norm, biplan Roeltgen GmbH&Co. KG, Solingen, Deutschland	
Mettler-Toledo AG204 Mettler-Toledo GmbH, Giessen, Deutschland Seriennummer: 1120470705	Analysenwaage
Erweka TBH210TD Erweka, Heusenstamm, Deutschland Seriennummer: 112236.0daf	Bruchfestigkeitstester
Rodos PFS Sympatec GmbH, Clausthal-Zellerfeld, Deutschland Geräte Nr. 544	Dosiereinheit für Laserdiffraktometer
KitchenAid Ultra Power + Getreidemühle KitcheAid, St. Joseph, United Staates of America Modell Nr.: KSM 90	Granulator
Ultrapyknometer 1000T (Typ: UPY-13T) Quantachrome, Odelzhausen, Deutschland Seriennummer:	Heliumpyknometer
Schreiber SM200.8.1.X31 (oben) **Schreiber SMSM210.20.2.KTX44 (unten)** Schreiber Messtechnik GmbH, Oberhaching, Deutschland Gerätenummer: 21424 u.21425 (oben) 21819 u.21821 (unten)	Induktive Wegaufnehmer
Polaron SC 7640 Quorum Technologies, East Sussex, Großbritannien Seriennummer: 90172-36	Kathodenzerstäuber
Helos KA/LA Sympatec GmbH, Clausthal-Zellerfeld, Deutschland Geräte Nr. 644 Auswertungssoftware: Windox 5	Laserdiffraktometer
Mitutoyo ID-C 1012 CB Mitutoyo Messgeräte GmbH, Neuss, Deutschland Seriennummer: 02108	Mikrometermessuhr

Erweka Multicheck Turbo 3 Erweka, Heusenstamm, Deutschland Seriennummer: 113326.0518 Auswertungssoftware: Erweka Multicheck Version 5.91	multifunktionaler Tablettentester
Flexitab Roeltgen GmbH&Co. KG, Solingen, Deutschland Seriennummer: 008; Gruppe 2080 Datenerfassung: DAQ 4 (Hucke Software)	Pneumo-hydraulische Tablettenpresse
Pascal140 und Pascal 440 Vertrieb: Porotec GmbH, Hofheim/Ts., Deutschland Seriennummer: 20024735 / 20025164 Auswertungssoftware: Win-Pascal 1.05	Quecksilberporosimeter
Rasterelektronenmikroskop S-2460N Hitachi, Tokyo, Japan Seriennummer: 2498 (SUTW) Darstellungssoftware: Digital Image Processing System Version 2.5.2.1	Rasterelektronen-mikroskop
Mikroschlagmühle Typ: DFH 48 Culatti AG, Zürich, Schweiz Seriennummer: 271386	Schlagmühle
Turbula T2A Willy. A. Bachofen, Basel, Schweiz Seriennummer: 721145	Taumelmischer
Trockengranulierer TG 2000 Erweka, Heusenstamm, Deutschland Seriennummer: 72112.0642	Trockengranulierer
Siebturm Typ: 3D Retsch GmbH, Haan, Deutschland Seriennummer:	Vibrationssiebmaschine

Anhang

6.2 Gemessene Pulverpartikeldichten

Probe	Dichte [g/cm³]	Standardabweichung [g/cm³]
Avicel 105	1,5568	0,0037
Di-Cafos A	2,8693	0,0001
Di-Cafos AN	2,8709	0,0024
Di-Cafos PA	2,8985	0,0009
Emcompress Anhydr.	2,8152	0,0015
Eudragit RSPO	1,1879	0,0001
Fujicalin	2,8707	0,0054
L-HPC 31	1,4383	0,0037
Maisstärke	1,4945	0,0010

Tabelle 6.1 Pulverpartikeldichte gemessen mit dem Ultrapyknometer für verschiedene Rohstoffe

Die in der Arbeit verwendeten Pulverpartikeldichten der Mischungen mit Avicel wurden mit Hilfe der Werte für die Reinsubstanzen berechnet (Eq. 6.1). Dabei kommt zu tragen, dass die Dichte einer Mischung von den Massenanteilen der Ausgangssubstanzen abhängig ist.

$$1/\rho_{Mischung} = \omega_a/\rho_a + \omega_b/\rho_b$$

ρ = Pulverpartikeldichte
ω = Massenanteil (Gesamtmischung = 1)

Gl. 6.2-1:
Formel zur Berechnung der Pulverdichten von Mischungen

6.3 Partikelgrößenverteilung

6.3.1 Ausgangssubstanzen

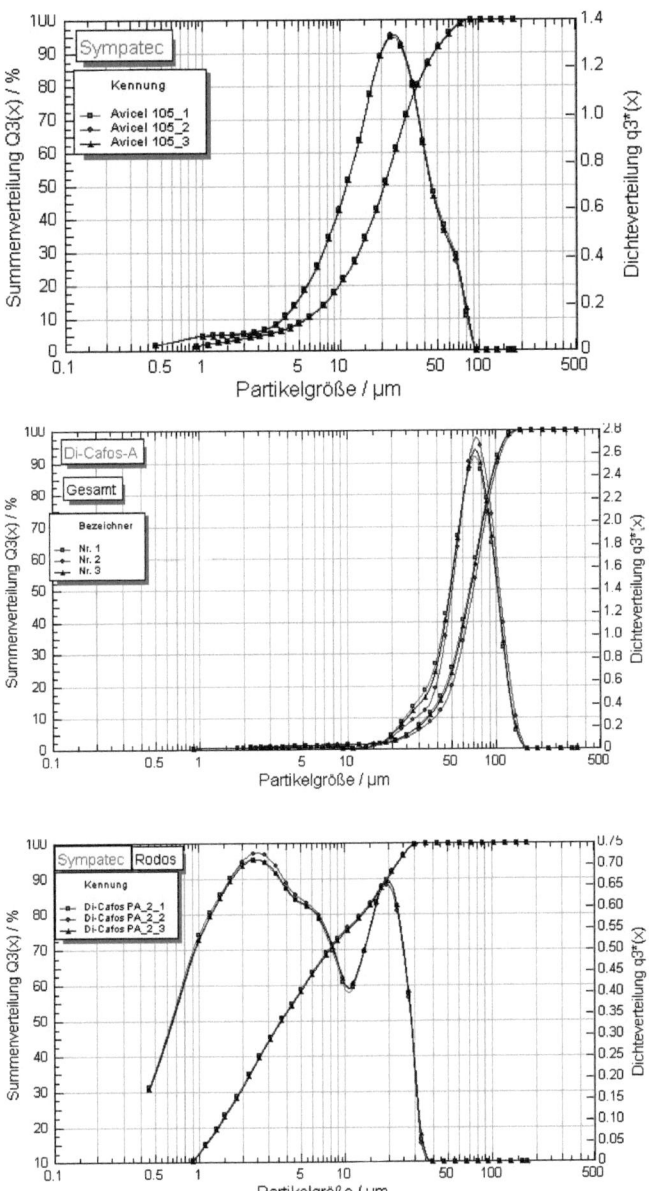

Anhang

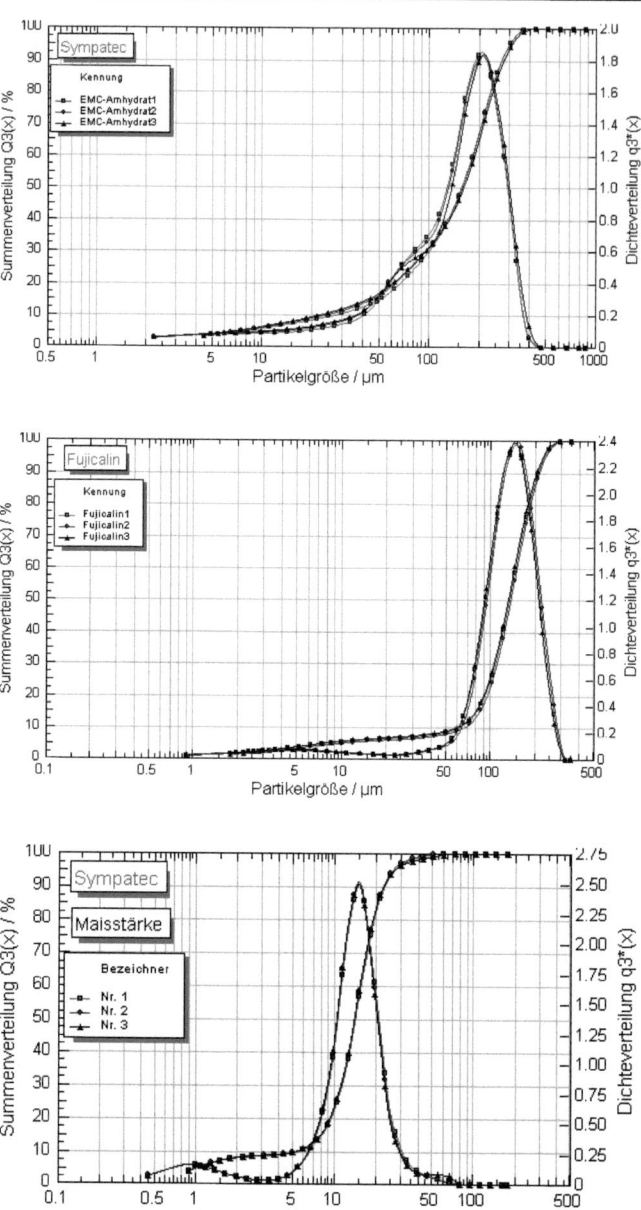

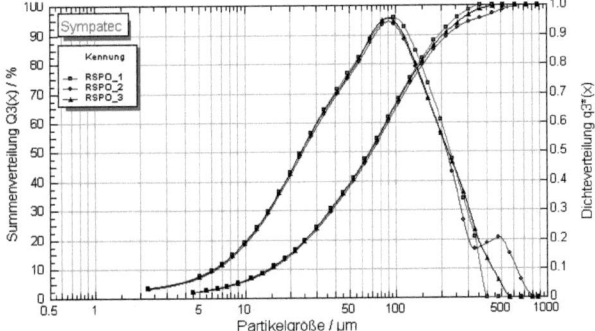

Abbildung 6.3.1-1 Korngrößenverteilung der Ausgangsware gemessen mittel Laserdiffraktometrie und Rodosdispergiereinheit bei 1 bar Luftdruck

6.3.2 Histogramme Trockengranulate
6.3.2.1 Avicel 105

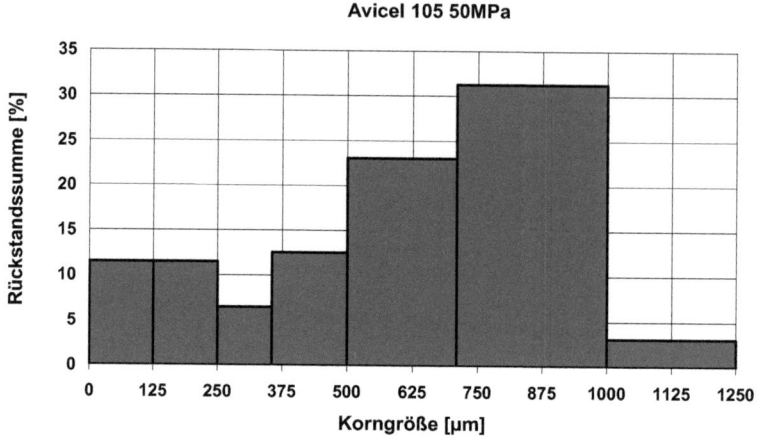

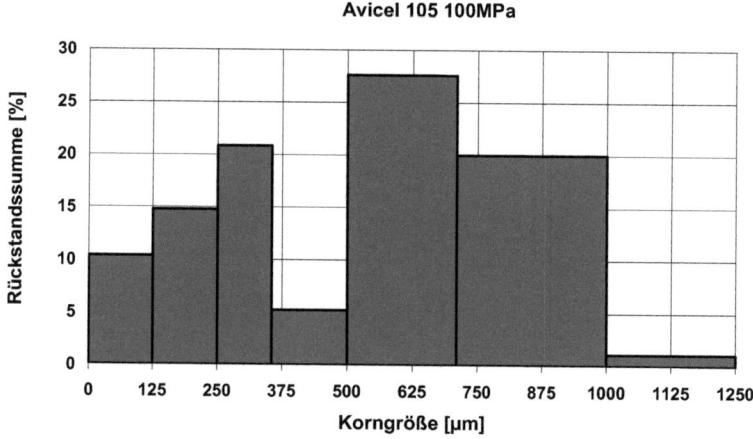

Abbildung 6.3.2-1 Histogramme der Siebanalyse von Avicel-Trockengranulaten mit aufsteigendem Pressdruck

6.3.2.2 Avicel/Di-Cafos PA 70/30 (m/m)

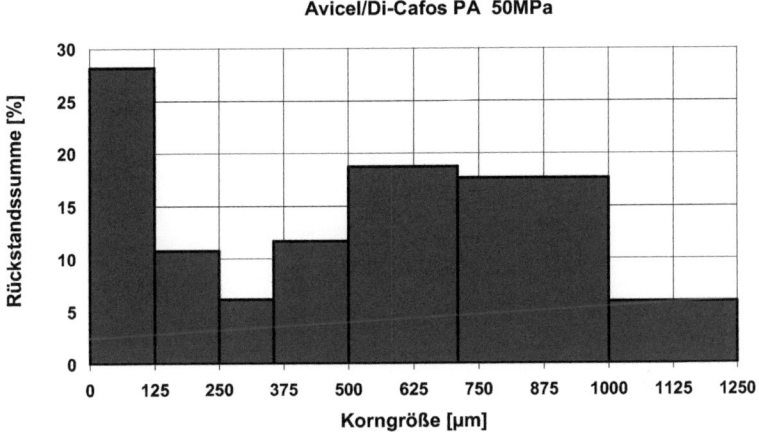

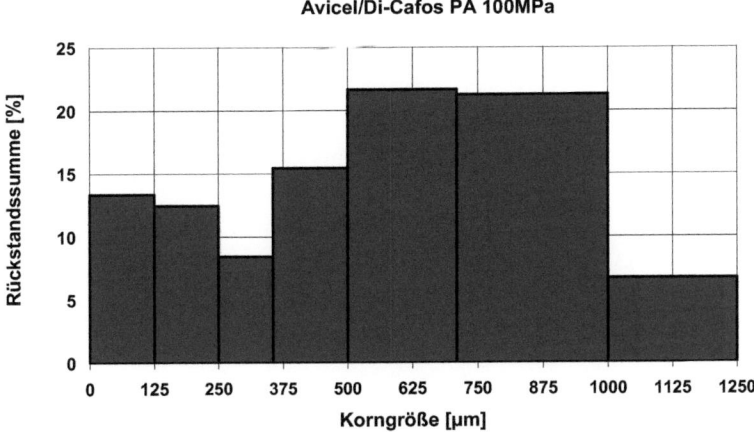

Abbildung 6.3.2-2   Histogramme der Siebanalyse von Avicel/Di-Cafos PA Trockengranulaten mit aufsteigendem Pressdruck

6.3.2.3 Avicel/Eudragit RS PO 70/30 (m/m)

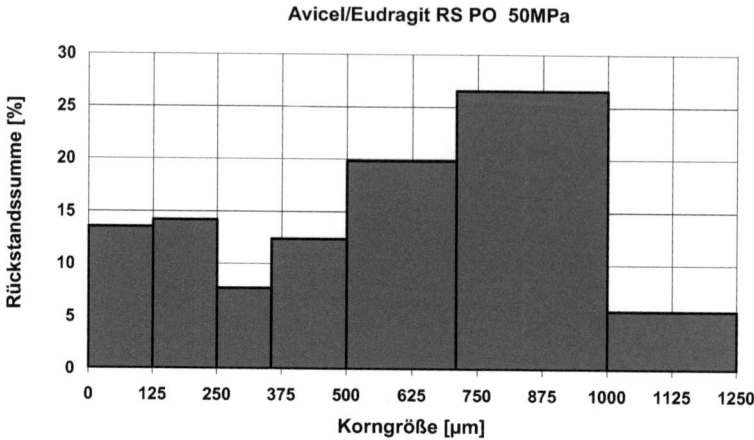

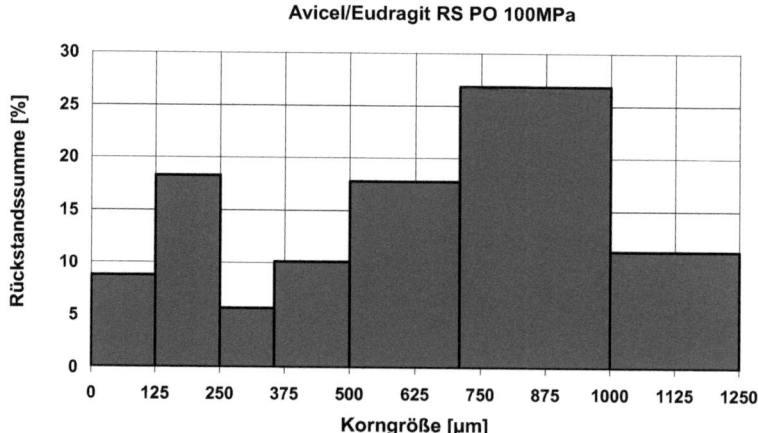

Abbildung 6.3.2-3 Histogramm der Siebanalyse von Avicel/Eudragit RS PO Trockengranulaten mit aufsteigendem Pressdruck

7 Literaturverzeichnis

[1] *European Pharmacopoeia*, 6th edition 2008, english : Supplement 3 + Supplement 4 + Supplement 5. 2008, Stuttgart: Deutscher Apotheker Verlag

[2] Alderborn, G., et al., *Compression Characteristics of Granulated Materials .1. Fragmentation Propensity and Compactibility of Some Granulations of a High Dosage Drug*. International Journal of Pharmaceutics, 1987. 37(1-2): p. 155-161

[3] Alderborn, G. and C. Nystrom, *Studies on Direct Compression of Tablets .3. The Effect on Tablet Strength of Changes in Particle-Shape and Texture Obtained by Milling*. Acta Pharmaceutica Suecica, 1982. 19(2): p. 147-156

[4] Alderborn, G. and C. Nystrom, *Studies on Direct Compression of Tablets .4. The Effect of Particle-Size on the Mechanical Strength of Tablets*. Acta Pharmaceutica Suecica, 1982. 19(5): p. 381-390

[5] Aulton, M.E., M. Banks, and D.K. Smith, *The wettability of powders during fluidized bed granulation [proceedings]*. J Pharm Pharmacol, 1977. 29 Suppl: p. 59P.

[6] Bauer, K.H., et al., *Lehrbuch der pharmazeutischen Technologie : mit einer Einführung in die Biopharmazie ; 95 Tabellen*. 7., überarb. und erw. Aufl. ed. 2002, Stuttgart: Wiss. Verl.-Ges. XVIII, 486 S.

[7] Beten, D.B., N. Yuksel, and T. Baykara, *The Changes in the Mechanic Properties of a Direct Tableting Agent Microcrystalline Cellulose by Precompression*. Drug Development and Industrial Pharmacy, 1994. 20(14): p. 2323-2331

[8] Bockstiegel, G. and J. Hewing, *Critical review of the literature on the densification of powders in rigid dies*. Arch. Eisenhuettenwesen, 1965. 36: p. 751-767

[9] Braun, M., *Einflussfaktoren bei der Tablettierung magensaftresistent überzogener Pellets auf Exzenter- und Rundlauftablettenpresse, Dissertation* 2003, Rheinische Friedrich-Wilhelms-Universität Bonn

[10] Bruchhausen, F.v. and H. Hager, *Hagers Handbuch der Pharmazeutischen Praxis : Folgewerk*. 5., vollst. neubearb. Aufl. ed. 1994, Berlin [u.a.]: Springer

[11] Busies, H.T., *Dichteverteilung in Schülpen, Dissertation*. 2006, Rheinische Friedrich-Wilhelms-Universität Bonn

[12] Campy, D., et al., *Proceedings: Scale up considerations in fluidized bed granulation: air flow rates and air pressure distribution*. J Pharm Pharmacol, 1974. 26 Suppl: p. 76P.

[13] Carneiro, F.F.L., Barcellos, A., *Tensile strength of concrete*. Rilem Bull, 1953. 18(1): p. 99-107

[14] Castillo-Rubio, S.V.-R., L, *Compactibility of Binary Mixtures of Pharmaceutical Powders.* Eur J Pharm Biopharm, 1995. 41(5): p. 309-314

[15] Celik, M., *Overview of Compaction Data-Analysis Techniques.* Drug Development and Industrial Pharmacy, 1992. 18(6-7): p. 767-810

[16] Christian, S., *Entwicklung eines Matrixretardgranulates zum Einsatz in Multipartikulären Arzneiformen unter der Anwendung der Trockengranlierung, Dissertation* 2005, Eberhard-Karls-Universität Tübingen

[17] Cole, E.T., J.E. Rees, and J.A. Hersey, *Relations between Compaction Data for Some Crystalline Pharmaceutical Materials.* Pharmaceutica Acta Helvetiae, 1975. 50(1-2): p. 28-32

[18] Conway, J.H. and N.J.A. Sloane, *Sphere packings, lattices and groups.* 3rd ed. Grundlehren der mathematischen Wissenschaften. 1999, New York, NY [u.a.]: Springer. LIX, 703 S.

[19] Cooper, A.R. and L.E. Eaton, *Compaction Behavior of Several Ceramic Powders.* Journal of the American Ceramic Society, 1962. 45(3): p. 97-101

[20] David, S.T. and Augsburg.Ll, *Flexure Test for Determination of Tablet Tensile-Strength.* Journal of Pharmaceutical Sciences, 1974. 63(6): p. 933-936

[21] David, S.T. and L.L. Augsburger, *Plastic-Flow during Compression of Directly Compressible Fillers and Its Effect on Tablet Strength.* Journal of Pharmaceutical Sciences, 1977. 66(2): p. 155-159

[22] Davies, W.L. and W.T. Gloor, Jr., *Batch production of pharmaceutical granulations in a fluidized bed. 3. Binder dilution effects on granulation.* J Pharm Sci, 1973. 62(1): p. 170-171

[23] Davies, W.L. and W.T. Gloor, Jr., *Batch production of pharmaceutical granulations in a fluidized bed. I. Effects of process variables on physical properties of final granulation.* J Pharm Sci, 1971. 60(12): p. 1869-1874

[24] De Boer, A.H., G.K. Bolhuis, and C.F. Lerk, *Bonding Characteristics by Scanning Electron-Microscopy of Powders Mixed with Magnesium Stearate.* Powder Technology, 1978. 20(1): p. 75-82

[25] Denny, P.J., *Compaction equations: a comparison of the Heckel and Kawakita equations.* Powder Technology, 2002. 127(2): p. 162-172

[26] Drake, L.C. and H.L. Ritter, *Pore-Size Distribution in Porous Materials .2. Macropore-Size Distributions in Some Typical Porous Substances.* Industrial and Engineering Chemistry-Analytical Edition, 1945. 17(12): p. 787-791

[27] Dressler, J.A., *Vergleichende Untersuchungen pharmazeutischer Hilfsstoffe unter Einsatz eines inkrementalen Weggebers zur präzisen Wegmessung an einer Exzenter-Tablettenpresse.* Dissertation 2002, Eberhard-Karls-Universität Tübingen

[28] Duberg, M. and C. Nyström, *Studies on Direct Compression of Tablets .17. Porosity Pressure Curves for the Characterization of Volume Reduction-Mechanisms in Powder Compression.* Powder Technology, 1986. 46(1): p. 67-75

[29] Duberg, M. and C. Nyström, *Studies on direct compression of Tablets XII. The consolidation and bonding properties of some phamaceutical compounds and their mixtures with Avicel 105.* Int. J. Pharm. Tech. & Prod. Mfr., 1985. 6(2): p. 17-25

[30] Duberg, M. and C. Nyström, *Studies on direct compression of tablets. VI. Evaluation of methods for the estimation of particle fragmentation during compaction.* Acta Pharmaceutica Suecica, 1982. 19(6): p. 421-436

[31] Ehrling, S., *Trockengranulation: Entwicklung einer Basisrezeptur für die Walzenkompaktierung mit Hilfe der Exenterpresse, Mikropaktor und Produktionskompaktor*, Diploma Thesis. 2001, Rheinische Friedrich-Wilhelms-Universität Bonn

[32] Fell, J.T. and J.M. Newton, *Determination of Tablet Strength by Diametral-Compression Test.* Journal of Pharmaceutical Sciences, 1970. 59(5): p. 688-&

[33] Fell, J.T. and J.M. Newton, *Effect of particle size and speed of compaction on density changes in tablets of crystalline and spray-dried lactose.* Journal of Pharmaceutical Sciences, 1971. 60(12): p. 1866-1869

[34] Fell, J.T. and J.M. Newton, *Tensile Strength of Lactose Tablets.* Journal of Pharmacy and Pharmacology, 1968. 20(8): p. 657-&

[35] Francke, J.-N., *Untersuchung mechanischer Eigenschaften von Tabletten : Vergleich wissens- und computerbasierter Prognosemodelle.* Dissertation 2008, Rheinische Friedrich-Wilhelms-Universität Bonn

[36] Freitag, F., et al., *How do roll compaction/dry granulation affect the tableting behaviour of inorganic materials? Microhardness of ribbons and mercury porosimetry measurements of tablets.* Eur J Pharm Sci, 2004. 22(4): p. 325-333

[37] Gabaude, C.M., et al., *Effects of true density, compacted mass, compression speed, and punch deformation on the mean yield pressure.* Journal of Pharmaceutical Sciences, 1999. 88(7): p. 725-730

[38] Garr, J.S.M. and M.H. Rubinstein, *The Effect of Rate of Force Application on the Properties of Microcrystalline Cellulose and Dibasic Calcium-Phosphate Mixtures.* International Journal of Pharmaceutics, 1991. 73(1): p. 75-80

[39] Gereg, G.W.C., M.L., *Roller compaction feasibility for New Drug Candidates.* Pharm. Technolology, Tableting & Granulation, 2002: p. 14-23

[40] Gray, W.A., *The packing of solid particles.* 1st publ. ed. Powder technology series. 1968, London: Chapman and Hall. 134 S.

[41] Hancock, B.C., Colvin, J.T., Mullarney, M.P. and Zinchuk, A.V., *The Relative Densities of Pharmaceutical Powders, Blends, Dry Granulations, and Immediate-Release Tablets.* Pharmaceutical Technology, 2003. 4(1): p. 64-80

[42] Hardman, J.S. and B.A. Lilley, *Deformation of Particles during Briquetting.* Nature, 1970. 228(5269): p. 353-&

[43] Heckel, R.W., *An Analysis of Powder Compaction Phenomena.* Transactions of the Metallurgical Society of Aime, 1961. 221(5): p. 1001-1008

[44] Heckel, R.W., *Correction.* Transactions of the Metallurgical Society of Aime, 1961. 221(6): p. 1262-1262

[45] Heckel, R.W., *Density-Pressure Relationships in Powder Compaction.* Transactions of the Metallurgical Society of Aime, 1961. 221(4): p. 671-675

[46] Heinemann, P.S., *Comparison on magnesium stearate sensitivity of Fujicalin and two other directly compressible dicalcium phosphates,* Poster presentation in *APV-Congress.* 2002, Florenz

[47] Herrmann, W., *Das Verdichten von Pulvern zwischen zwei Walzen : Einflußgrößen, theoretische Ansätze, Meßmethoden, Auslegung von Walzenpressen ; Literaturbericht aus dem Institut für Mechanische Verfahrenstechnik der Universität Karlsruhe.* 1973, Weinheim (Bergstr.): Verlag Chemie. 209 S.

[48] Hersey, J.A. and J.E. Rees, *Deformation of Particles during Briquetting.* Nature-Physical Science, 1971. 230(12): p. 96-&

[49] Hersey, J.A., Rees, J.E. *The effect of particle size on the consolidation of powders during compaction.* in *Particle Size Analysis Conference.* 1970. Bradford U.K.

[50] Herting, M.G., *Einfluss der Partikelgröße auf die Walzenkompaktierung und Tablettierung,* Dissertation 2007, Heinrich-Heine-Universität Düsseldorf

[51] Hiestand, E.N., *Powders - Particle-Particle Interactions.* Journal of Pharmaceutical Sciences, 1966. 55(12): p. 1325-&

[52] Hiestand, E.N., *Principles, tenets and notions of tablet bonding and measurements of strength.* European Journal of Pharmaceutics and Biopharmaceutics, 1997. 44(3): p. 229-242

[53] Holman, L.E. and H. Leuenberger, *The Relationship between Solid Fraction and Mechanical-Properties of Compacts - the Percolation Theory Model Approach.* International Journal of Pharmaceutics, 1988. 46(1-2): p. 35-44

[54] Hunnius, C. and A. Burger, *Hunnius pharmazeutisches Wörterbuch.* 8., neu bearb. und erw. Aufl. / ed. 1998, Berlin [u.a.]: de Gruyter. XVI, 1528 S.

[55] Ilkka, J. and P. Paronen, *Prediction of the Compression Behavior of Powder Mixtures by the Heckel Equation.* International Journal of Pharmaceutics, 1993. 94(1-3): p. 181-187

[56] Johanson, J.R., *A Rolling Theory for Granular Solids.* Journal of Applied Mechanics, 1965. 32(4): p. 842-848

[57] Juppo, A.M. and J. Yliruusi, *Effect of Amount of Granulation Liquid on Total Pore Volume and Pore-Size Distribution of Lactose, Glucose and Mannitol Granules.* European Journal of Pharmaceutics and Biopharmaceutics, 1994. 40(5): p. 299-309

[58] Kawashima, Y., et al., *Low-Substituted Hydroxypropylcellulose as a Sustained-Drug Release Matrix Base or Disintegrant Depending on Its Particle-Size and Loading in Formulation.* Pharmaceutical Research, 1993. 10(3): p. 351-355

[59] Kleinebudde, P., *Roll compaction/dry granulation: pharmaceutical applications.* Eur J Pharm Biopharm, 2004. 58(2): p. 317-326

[60] Kochhar, S.K., M.H. Rubinstein, and D. Barnes, *The Effects of Slugging and Recompression on Pharmaceutical Excipients.* International Journal of Pharmaceutics, 1995. 115(1): p. 35-43

[61] Kuentz, M. and H. Leuenberger, *Pressure susceptibility of polymer tablets as a critical property: A modified Heckel equation.* Journal of Pharmaceutical Sciences, 1999. 88(2): p. 174-179

[62] Lammens, R.F., *The evaluation of force-displacement measurements during one-sided powder compaction in cylindrical dies,* Dissertation 1980, Universiteit Leiden.

[63] Lehmann, K., *Formulation of controlled release tablets with acrylic resins.* Acta Pharm. Fenn., 1984. 93: p. 55-74

[64] Leuenberger, H., *The Compressibility and Compactibility of Powder Systems.* International Journal of Pharmaceutics, 1982. 12(1): p. 41-55

[65] Leuenberger, H. and D. Rohera, *Fundamentals of Powder Compression .1. The Compactibility and Compressibility of Pharmaceutical Powders.* Pharmaceutical Research, 1986. 3(1): p. 12-22

[66] Lieberman, H.A., L. Lachman, and J.B. Schwartz, *Pharmaceutical dosage forms : tablets.* 2nd ed. 1989, New York [u.a.]: Dekker. 3 v.

[67] Lipps, D.M. and A.M. Sakr, *Characterization of wet granulation process parameters using response surface methodology. 1. Top-spray fluidized bed.* J Pharm Sci, 1994. 83(7): p. 937-947

[68] Lukasiewicz, S.J. and J.S. Reed, *Character and Compaction Response of Spray-Dried Agglomerates.* American Ceramic Society Bulletin, 1978. 57(9): p. 798-&

[69] **Malkowska, S. and K.A. Khan**, *Effect of Re-Compression on the Properties of Tablets Prepared by Dry Granulation.* Drug Development and Industrial Pharmacy, 1983. 9(3): p. 331-347

[70] **Mattsson, S. and C. Nyström**, *The use of mercury porosimetry in assessing the effect of different binders on the pore structure and bonding properties of tablets.* Eur J Pharm Biopharm, 2001. 52(2): p. 237-247

[71] **Michel, B.**, *Contribution à l'étude de l'agglomération des poudres en presse à rouleaux lisses*, Dissertation 1994, Université de soutenance Compiègne.

[72] **Molerus, O.**, *Behavior of Cohesive Solids.* Powder Technology, 1981. 28(2): p. 135-145

[73] **Müller, B.W., Steffens, K.-J., List, P.H.**, *Untersuchungen zur exakten Bestimmung der Bruchfestigkeit von Tabletten.* Acta Pharmaceutica Technlogica, 1976. 22(2): p. 91-108

[74] **Neuhaus, T.**, *Investigation and optimisation of the presster : a linear compaction simulator for rotary tablet presses*, Dissertation 2007, Rheinische Friedrich-Wilhelms-Universität Bonn

[75] **Nyström, C., et al.**, *Bonding Surface-Area and Bonding Mechanism - 2 Important Factors for the Understanding of Powder Compactibility.* Drug Development and Industrial Pharmacy, 1993. 19(17-18): p. 2143-2196

[76] **Nyström, C. and K. Malmqvist**, *Studies on direct compression of tablets. I. The effect of particle size in mixing finely divided powders with granules.* Acta Pharm Suec, 1980. 17(5): p. 282-287

[77] **Palmieri, G.F., et al.**, *Differences between eccentric and rotary tablet machines in the evaluation of powder densification behaviour.* International Journal of Pharmaceutics, 2005. 298(1): p. 164-175

[78] **Paronen, P.**, *Heckel Plots as Indicators of Elastic Properties of Pharmaceuticals.* Drug Development and Industrial Pharmacy, 1986. 12(11-13): p. 1903-1912

[79] **Paronen, P. and M. Juslin**, *Compressional Characteristics of 4 Starches.* Journal of Pharmacy and Pharmacology, 1983. 35(10): p. 627-635

[80] **Peck, G.E.**, *Contemporary Issues for Pharmaceutical Sciences.* Pharm. Technol., 1994. 18(8): p. 43-44

[81] **Peter, S.**, *Walzenkompaktierung: Untersuchung zur Homogenisierung der Schülpendichte und Entwicklung eines Vorhersagemodells auf der Basis von Tablettierversuchen*, Dissertation 2010, Rheinische Friedrich-Wilhelms Universität Bonn.

[82] **Pitt, K.G., et al.**, *The Material Tensile-Strength of Convex-Faced Aspirin Tablets.* Journal of Pharmacy and Pharmacology, 1989. 41(5): p. 289-292

[83] **Pitt, K.G., J.M. Newton, and P. Stanley**, *Effects of Compaction Variables on Porosity and Material Tensile-Strength of Convex-Faced Aspirin Tablets.* Journal of Pharmacy and Pharmacology, 1991. 43(4): p. 219-225

[84] **Pitt, K.G., J.M. Newton, and P. Stanley**, *Tensile Fracture of Doubly-Convex Cylindrical Disks under Diametral Loading.* Journal of Materials Science, 1988. 23(8): p. 2723-2728

[85] **Rees, J.E. and P.J. Rue**, *Time-dependent deformation of some direct compression excipients.* J Pharm Pharmacol, 1978. 30(10): p. 601-607

[86] **Riepma, K.A., et al.**, *The Effect of Dry Granulation on the Consolidation and Compaction of Crystalline Lactose.* International Journal of Pharmaceutics, 1993. 97(1-3): p. 29-38

[87] **Rigby, S.P., et al.**, *Characterisation of porous solids using a synergistic combination of nitrogen sorption, mercury porosimetry, electron microscopy and micro-focus X-ray imaging techniques.* Physical Chemistry Chemical Physics, 2002. 4(14): p. 3467-3481

[88] **Ritter, H.L. and L.C. Drake**, *Pore-Size Distribution in Porous Materials .1. Pressure Porosimeter and Determination of Complete Macropore-Size Distributions.* Industrial and Engineering Chemistry-Analytical Edition, 1945. 17(12): p. 782-786

[89] **Rouquerol, J., et al.**, *Recommendations for the Characterization of Porous Solids.* Pure and Applied Chemistry, 1994. 66(8): p. 1739-1758

[90] **Rowe, R.C.**, *Handbook of pharmaceutical excipients.* 5. ed. 2006, London [u.a.]: Pharmaceutical Press [u.a.]. XXI, 918 S.

[91] **Rue, P.J. and J.E. Rees**, *Limitations of Heckel Relation for Predicting Powder Compaction Mechanisms.* Journal of Pharmacy and Pharmacology, 1978. 30(10): p. 642-643

[92] **Schierstedt, D. and F. Müller**, *Rückdehnung der Tabletten während der Kompression mit Exentermaschinen.* Pharm. Ind., 1982. 44: p. 932-937

[93] **Schlack, H., et al.**, *Properties of Fujicalin((R)), a new modified anhydrous dibasic calcium phosphate for direct compression: Comparison with dicalcium phosphate dihydrate.* Drug Development and Industrial Pharmacy, 2001. 27(8): p. 789-801

[94] **Schmidt, P.C. and R. Herzog**, *Calcium phosphates in pharmaceutical tableting. 1. Physico-pharmaceutical properties.* Pharm World Sci, 1993. 15(3): p. 105-115

[95] **Schmidt, P.C. and R. Herzog**, *Calcium phosphates in pharmaceutical tableting. 2. Comparison of tableting properties.* Pharm World Sci, 1993. 15(3): p. 116-122

[96] **Schmidt, P.C. and M. Leitritz**, *Compression force/time-profiles of microcrystalline cellulose, dicalcium phosphate dihydrate and their binary mixtures--a critical consideration of experimental parameters.* European Journal of Pharmaceutics and Biopharmaceutics, 1997. 44(3): p. 303-313

[97] Schwartz, J.B., N.H. Nguyen, and R.L. Schnaare, *Compaction Studies on Beads - Compression and Consolidation Parameters.* Drug Development and Industrial Pharmacy, 1994. 20(20): p. 3105-3129

[98] Selkirk, A.B. and D. Ganderton, *The influence of wet and dry granulation methods on the pore structure of lactose tablets.* J Pharm Pharmacol, 1970: p. Suppl:86S+

[99] Selkirk, A.B. and D. Ganderton, *An investigation of the pore structure of tablets of sucrose and lactose by mercury porosimetry.* J Pharm Pharmacol, 1970: p. Suppl:79S+

[100] Seo, A., P. Holm, and T. Schaefer, *Effects of droplet size and type of binder on the agglomerate growth mechanisms by melt agglomeration in a fluidised bed.* Eur J Pharm Sci, 2002. 16(3): p. 95-105

[101] Serno, P.K., P.; Knop, K., *Granulieren,* ed. A.f.P.V.A.V. 1. 2007, Aulendorf: ECV - Editio-Cantor-Verl. . 198

[102] Shotton, E. and C.J. Lewis, *Some Observations on Effect of Lubrication on Crushing Strength of Tablets.* Journal of Pharmacy and Pharmacology, 1964. 16: p. T111-&

[103] Sixsmith, D., *The properties of tablets containing microcrystalline cellulose.* J Pharm Pharmacol, 1977. 29(2): p. 82-85

[104] Sonnergaard, J.M., *A critical evaluation of the Heckel equation.* International Journal of Pharmaceutics, 1999. 193(1): p. 63-71

[105] Sonnergaard, J.M., *Quantification of the compactibility of pharmaceutical powders.* European Journal of Pharmaceutics and Biopharmaceutics, 2006. 63(3): p. 270-277

[106] Stanley, P., *Mechanical strength testing of compacted powders.* International Journal of Pharmaceutics, 2001. 227(1-2): p. 27-38

[107] Steffens, K.J., G. Knebel, and P.C. Schmidt, *A Simple Method for the Registration of Physical Parameters during Tabletting.* Pharmazeutische Industrie, 1982. 44(1): p. 56-61

[108] Sucker, H., *Pharmazeutische Technologie.* 1978, Stuttgart: Thieme. XIX, 894 S.

[109] Summers, M.P., R.P. Enever, and J.E. Carless, *Influence of Crystal Form on Tensile-Strength of Compacts of Pharmaceutical Materials.* Journal of Pharmaceutical Sciences, 1977. 66(8): p. 1172-1175

[110] Sunada, H., et al., *Study of standard tablet formulation based on fluidized-bed granulation.* Drug Dev Ind Pharm, 1998. 24(3): p. 225-233

[111] Swarbrick, J., *Encyclopedia of pharmaceutical technology Vol. 5 [Phar - Star].* 3. ed. 2007, New York [u.a.]: Informa Healthcare. LV, S. 2829-3482, I2170 S.

[112] **Tonnellier, J.**, *Online-Überwachung der Granulateigenschaften Wassergehalt und Partikelgroesse in der Wirbelschicht mit der NIR-VIS-Spektroskopie und Untersuchungen zur Porosität von Granulaten mit der Quecksilberporosimetrie*, Dissertation 2008, Rheinische Friedrich-Wilhelms-Universität Bonn

[113] **Train, D.**, *An Investigation into the Compaction of Powders.* Journal of Pharmacy and Pharmacology, 1956. 8(10): p. 745-760

[114] **Van der Zwan, J. and C.A.M. Siskens**, *The Compaction and Mechanical-Properties of Agglomerated Materials.* Powder Technology, 1982. 33(1): p. 43-54

[115] **van Veen, B., et al.**, *Tensile strength of tablets containing two materials with a different compaction behaviour.* Int J Pharm, 2000. 203(1-2): p. 71-79

[116] **Vromans, H., G.K. Bolhuis, and C.F. Lerk**, *Magnesium Stearate Susceptibility of Directly Compressible Materials as an Indication of Fragmentation Properties.* Powder Technology, 1988. 54(1): p. 39-44

[117] **Vromans, H. and C.F. Lerk**, *Densification Properties and Compactibility of Mixtures of Pharmaceutical Excipients with and without Magnesium Stearate.* International Journal of Pharmaceutics, 1988. 46(3): p. 183-192

[118] **Wagner, K.G.**, *Tablettierung überzogener Pellets auf einer ochleistungsrundlaufpresse unter Einsatz von Eudragit FS 30 D*, Dissertation 1999, Eberhard-Karls-Universität Tübingen

[119] **Washburn, E.W.**, *Note on a Method of Determining the Distribution of Pore Sizes in a Porous Material.* Proc Natl Acad Sci U S A, 1921. 7(4): p. 115-116

[120] **Wells, J.I.L., J.R.**, *Dicalcium Phosphate Dihydrate- Microcrystalline Cellulose Sytems in Direct Compression Tabletting.* Int. J. Pharm. Tech. & Prod. Mfr., 1981. 2(2): p. 1-8

[121] **Westermarck, S., et al.**, *Pore structure and surface area of mannitol powder, granules and tablets determined with mercury porosimetry and nitrogen adsorption.* European Journal of Pharmaceutics and Biopharmaceutics, 1998. 46(1): p. 61-68

[122] **Westermarck, S., Juppo, A.M., Koiranen, K. and Ylirussi, J.**, *Mercury Porosimetry of Pharmaceutical Powders and Granules.* Journal of Porous Material, 1996. 5(1): p. 77-86

[123] **Wiegel, S.**, *Systematik der Entwicklung direktverpresster Tabletten*, Dissertation 1996, Ruprecht-Karls-Universität Heidelberg.

[124] **Wiesweg, S.**, *Einflussfaktoren des Walzenkompaktierprozesses auf die Partikelgrößenverteilung von Granulaten*, Dissertation 2009, Rheinische Friedrich-Wilhelms-Universität Bonn

[125] **Wikberg, M. and G. Alderborn**, *Compression Characteristics of Granulated Materials .2. Evaluation of Granule Fragmentation during Compression by Tablet Permeability and Porosity Measurements.* International Journal of Pharmaceutics, 1990. 62(2-3): p. 229-241

[126] **Wikberg, M. and G. Alderborn**, *Compression Characteristics of Granulated Materials .6. Pore-Size Distributions, Assessed by Mercury Penetration, of Compacts of 2 Lactose Granulations with Different Fragmentation Propensities.* International Journal of Pharmaceutics, 1992. 84(2): p. 191-195

[127] **Wöll, F. and P. Kleinebudde**, *Characterization of the porosity of compacted powders: Stamping method and NIRS method.* Chemie Ingenieur Technik, 2003. 75(11): p. 1756-1759.

[128] **Wray, P.E.**, *The Physics of Tablet Compaction Revisited.* Drug Development and Industrial Pharmacy, 1992. 18(6-7): p. 627-658

[129] **Yao, T., et al.**, *Tableting of coated particles. I. Small particle size chitosan as an agent protecting coating membrane from mechanical damage of compression force.* Chem Pharm Bull (Tokyo), 1997. 45(9): p. 1510-1514

[130] **Yao, T., et al.**, *Tableting of coated particles. II. Influence of particle size of pharmaceutical additives on protection of coating membrane from mechanical damage during compression process.* Chemical & Pharmaceutical Bulletin, 1998. 46(5): p. 826-830

[131] **Yehia, K.A.**, *Estimation of roll press design parameters based on the assessment of a particular nip region.* Powder Technology, 2007. 177(3): p. 148-153

[132] **York, P.**, *Consideration of Experimental-Variables in the Analysis of Powder Compaction Behavior.* Journal of Pharmacy and Pharmacology, 1979. 31(4): p. 244-246

[133] **York, P.**, *Particle slippage and rearrangement during compression of pharmaceutical powders.* Journal of Pharmacy and Pharmacology, 1978. 30(1): p. 6-10

[134] **Zisselmar, R.**, *Compacting Granulation in Roller Presses.* Chemie Ingenieur Technik, 1987. 59(10): p. 779-787

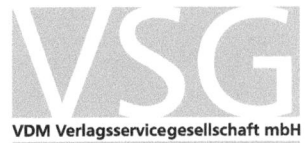

Die VDM Verlagsservicegesellschaft sucht für wissenschaftliche Verlage abgeschlossene und herausragende

Dissertationen, Habilitationen, Diplomarbeiten, Master Theses, Magisterarbeiten usw.

für die kostenlose Publikation als Fachbuch.

Sie verfügen über eine Arbeit, die hohen inhaltlichen und formalen Ansprüchen genügt, und haben Interesse an einer honorarvergüteten Publikation?

Dann senden Sie bitte erste Informationen über sich und Ihre Arbeit per Email an *info@vdm-vsg.de*.

Sie erhalten kurzfristig unser Feedback!

VDM Verlagsservicegesellschaft mbH
Dudweiler Landstr. 99
D - 66123 Saarbrücken

Telefon +49 681 3720 174
Fax +49 681 3720 1749

www.vdm-vsg.de

Die VDM Verlagsservicegesellschaft mbH vertritt

 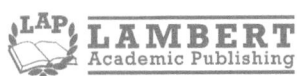 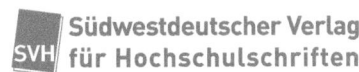

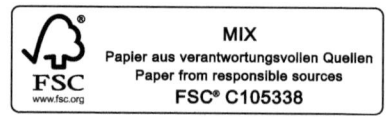

Printed by Books on Demand GmbH, Norderstedt / Germany